講談社文庫

看護婦が見つめた人間が病むということ

宮子あずさ

講談社

看護婦が見つめた人間が病むということ　目次

看護婦が見つめた人間が病むということ

第1章　傷ついた人だけが持つやさしさ

患者さん同士の諍《いさか》いは日常茶飯事

この仕事について約十三年の間に、いろんな出来事がありました。記憶力の低下が年々自覚される今日この頃でありますが、ずっと以前に少しかかわっただけの患者さんのことを突然思い出し、自分でもびっくりしています。

その日は、患者さん同士の諍いで、病棟が騒然としていました。患者さん同士のトラブルは、今の病棟では日常茶飯事に近いので、諍い自体はなんら驚くことではありません。以前いた内科でも、大部屋の人間関係はしばしばこじれましたが、精神科（私の勤務する病院では神経科と標榜《ひょうぼう》しています）では、その頻度がまるで違う。

特定の患者さんへの被害妄想に基づく攻撃や、過干渉、極端な周囲への配慮不足から起こる摩擦などなど……。周囲への過敏さや、人間関係の問題が症状の一部であれば、このような状況もしかたのないところなのです。

「人間って、ちょっと思考過程や気持ちの持ち方がくずれると、互いの距離がうまくとれなくなるんだね。ここがうちの科の難しいところだよね」

と、私たちももう納得済み。とはいえその対処には、毎回頭を抱えますし、時には、病気の勢いが収まるのを待つしかないこともあります。これが病気なんだとわかりつつ、もう少しお互いに思いやりが持てないのかな、と思ってもしまいます。

この日も、患者さん同士のちょっとした行き違いから、ものすごい口げんかが始まりました。距離をとるように言ってもお互いすぐに寄ってはまた暴言。ついには暴力にまで発展したので、やむを得ず双方の主治医を呼んで仲裁に入ってもらい、ようやく一段落しました。

こんな時看護婦は、本当に無力感を覚えます。

「頭に血が上ると、私たちだってなかなか、冷却期間はおけなくなるものだから、しかたないのかな」

「ああなってしまう衝動性や、視野の狭さが病気なんだろうけど、やっぱり見ていてつらいもんがあるよね。通じそうで通じない。なんかやりきれないなあ」

「大人なのになぜ、って思うよね。間違っていると指摘すれば、指摘した私たちの方が今度は恨まれるでしょう？　でもそれを指摘するのが仕事だから、しなきゃならないし」

私が彼女のことを思い出したのは、ナースステーションに引き上げてきた私たちがふと愚痴っぽくなっている、そんな時でした。

その患者さんは、幼少期に、事故で全身に火傷《やけど》を負われた三十代の女性。彼女は成人したあともケロイドの残る顔や、癒着《ゆちゃく》した手の指の手術のため、形成外科への短期入院を繰り返しており、私がたまたま最初の実習で行った病棟に彼女が入院中だったのです。

彼女とは、格別深いかかわりがあったわけではありません。受け持ちの患者さんでもなく、特に何かじっくり話したわけでもない。それでも、十数年たった今改めて思い返すのは、彼女の穏やかな姿と、人への自然なやさしさなのです。

患者さんにひどく叱られて

ある時私は、彼女と同室の患者さんにひどく叱られていました。私を叱った患者さんは、受け持ちの学生がついていない、六十くらいの女性。彼女は、リウマチの痛みのため、ほとんどベッド上での生活でした。入院慣れしている彼女は、看護婦の目を盗んでは学生を呼びつけ、自分の身のまわりのことをいろいろとさせていたのです。

実習生には、一人ずつ受け持ちの患者さんがいて、その人のお世話以外は、しなくていいことになっています。これは、看護学生が労働力としてばかり期待され、ろくろく教育を受けられなかった時代への反省でもあるのでしょう。実習前学校で行われるオリエンテーションでも、はっきり言われていました。

しかし、初めての実習で慣れない私たちは、声をかけてくれる患者さんの誰もがありがたく、進んでお役に立とうとする面もありました。受け持ち患者さんと同室の患者さんから、「ついでに」と買い物を頼まれれば、一緒に新聞のひとつも買ってくるのは自然なことでしょう。それでも、別に頼み事がエスカレートすることもなかった。ただその女性だけは、違っていたのです。

たまたま隣のベッドの患者さんに学生がついたのを幸いに、彼女は学生に自分の買い物を頼むようになりました。それも、病院内の売店で買えるものではなく、外の店で売っているものをです。

「病院の売店は高いから、今日の帰りに外のお店で買って、明日の朝持ってきて。お金は払うから。悪いわねえ。寮の帰り道にちょっと寄れるでしょう、あのスーパーなら」

病院の近くに長年住んでいる彼女は、学生寮の場所まで、熟知していたのでした。今にして思えば、それがその患者さんの常套《じょうとう》手段だったのでしょう。

「家が店やっているから、忙しくて家族も来れないのよ」

と盛んに言っては、学生を利用することを正当化する彼女。その要求はだんだんエスカレートし、ベッドの上での排泄の世話まで、学生がいれば看護婦に頼まず、細かく注文をつけやすい学生を利用するようになったのです。

多分、看護婦もそのことは薄々気づいていたはずでした。それでも当時は非常に病棟が忙しく、患者さんの看護婦への頼みづらさを思えば、学生にものを頼まないようにとは、言いづらかったのだと思います。これはもう、致し方ないことだったでしょう。

六人いた学生の中で、私は一番不器用で、いつも指導に当たる看護婦に注意されていました。私の受け持ち患者さんは、彼女とは別の病室でしたが、学生はしばしば所在なく病棟内をさまようもの。彼女のそばに行くこともあったんですが、彼女は私を敬遠しており、それほど頼み事もされませんでした。

しかしその時はよほど尿意が切迫していたのか、私を呼んで、ベッド上で便器を当てるようにおっしゃいました。私は自信がなかったので、大いにうろたえましたが、私自身が看護婦への遠慮があったので、ここは自分がなんとかしなければとがんばったのです。それでもやり方がぎこちないことに、彼女の怒りは爆発。

「便器の当て方が下手ね！　そんなんじゃベッドの上がおしっこの海よ！　ちょっ

と、腰をちゃんと手で持ち上げてよ。つらいんだから！」

さんざん怒鳴られ、お小水をあけるためにカーテンの外に出た時は、思わず涙がこぼれてしまいました。すると、目を上げた視線の先に、彼女のやさしい目があったのです。廊下の入り口のところから、彼女は私に向かって頷《うなず》き、微笑んでいました。顔中包帯で覆われ、目のところだけが出ている状態でも、彼女が微笑んでいることは、はっきりわかったのです。

彼女は顔の手術をしていたので、顔の筋肉を動かせず、会話は控えていらっしゃるようでした。それでも私が便器を持って彼女の方に歩いていくと、「がんばってね」と口を動かさないように、言ってくださったのです。

与えられた微笑みに感謝

状況をありのままに綴れば、実にこれだけのこと。そのエピソードのあまりのささやかさに、私自身が驚くくらい、小さな出来事ではあります。

正直なところ、彼女の存在は私にとって、かなり大きなものでした。病棟実習に来た日から、顔と手を包帯で覆われた彼女には、どうしても目がいきます。看護記録を見れば、その不幸なアクシデントから、厳しい運命を生きている人だということはすぐにわかりました。こうした運命を負わされた人が、いったいどのような気持ちで生活していらっしゃるのか、私には見当もつかないことだったのです。

しかし私の意識とは裏腹に、彼女は、実に淡々と日常を送っておられました。人間は、様々な不幸に見舞われながらも、淡々と生きていくことができるのだということ。病院で働いてきたこの十年以上の間に、私はたびたびそのことに思い至るのですが、そのことを一番最初に教えてくれたのは、彼女だったのかもしれません。

それでも、彼女のあのやさしい目を思う時、やはり傷ついた人の持つ独特のやさしさ、あたたかさというものを、私は思い浮かべずにいられないのです。あの時誰もが病室のボスだった彼女には逆らえず、私たちの苦労は見て見ぬ振り。なんとなく彼女にこびる雰囲気さえ、病室には漂っていました。

そうした中で、彼女だけは、他の患者さんから距離を置き、その意味でも淡々と、療養をしていたのです。私を励ましてくれたあとも、その態度は変わりませんでした。

人と程良い距離を保ちつつ、さりげないやさしさが伝えられる彼女。それは、顔という、社会の接点を残酷な形で破壊された彼女が、自分を守るためにまず身につけなければならなかった知恵なのかもしれません。本当のところの彼女の苦しみは、そうでない私たちにははかりしれないものでしょう。

　それにしても、今は病気に苦しんでいるとはいえ、まがりなりにも家業をこなし、子供も何人か育て上げた女性が、無遠慮に学生をあごで使い、かたや事故の後遺症で幼い頃から通常の社会生活を営めなかった若い女性が、思いやりを見せつつ人とかかわれる現実って、不思議ですよね。この違いは、いったいどこから出てくるのでしょう。

　多くの人は社会とのかかわりによって自分を育てていきます。しかし、その道が早期に断たれても、限られた人とのかかわりの中から多くを学び、自らの過酷な運命からやさしさを学んで、立派に成長していく人がいるのもまた、事実なんですね。

　子供を育てた人だから、とか、仕事をしてきた人だから、とか、社会的な背景だけで人を判断するのは、やはり当たらないことが多いものです。やっぱり最後は、その人の「心根《こころね》」。しかし、心根は外からなかなか見えないので、簡単に良し悪しを決めつけてはいけません。また、病気の苦痛に耐えている人に向かって、それを望むのはあまりにも酷《こく》でしょう。

　だからこそ私は、自分たちをこき使う人がいるのを嘆くより、その微笑みを見る機会が与えられたことに感謝したい。そして私自身の目標にしたい。今はそんな気持ちでいます。

その後彼女は退院し、それきり院内で見かけることなく現在に至っています。退院の時の彼女が、相変わらず顔を包帯で覆っていたところを見ると、手術によって大きく状態が好転したということはなさそうでした。

手術が一通り済んだのか。他の病院で手術を受け続けているのか。それはわかりません。四十を越えた彼女は今、どうして暮らしておられるのでしょう。今でも時々、そのことが妙に気になるのです。

本当に、彼女は余韻の残る患者さんでした。きっとこれからも私は、折に触れて彼女のやさしい目を思い出すことでしょう。

第2章　見込みのない人にむごい治療をしたのか

病気に対してシミュレーションは無力

私たちはしばしば、病気に関して手に入れた知識や、周囲の人の体験を元に、自分が病気になった時のことを、いろいろシミュレーションしてみます。

私も、看護婦という仕事柄、ついつい込み入った状況を考えては、眠れなくなったり。けれども、実際に患者さんたちと接していると、そうしたシミュレーションをいかにしていたところで、どうしようもない場合もあるな、と実感させられます。

病気というのはいかに心の準備をしていたとしても、やはり突然の災難です。ましてや、その病気の始まりが突然で、かつ急激な経過をたどった場合、全ての心の準備は、無に帰す場合もあるのです。

病気に関しては、たいていの人は、後手《ごて》に回ります。それは準備不足や知識不足のためではなく、病気というものの持つ巨大な力なのでしょう。

特に、若くて健康だった人が突然病に冒され、懸命の治療もむなしく亡くなられた時は、そんな思いを強くします。

こうした例では、とことんあきらめずに積極的な治療をする分、弓折れ矢尽きてのその最期は、悲惨な形となる場合が多いものです。

それはいつも、やりきれない学びであり、何度経験しても慣れることはありません。毎回毎回、それが初めて受けるショックであるかのように、私たちを打ちのめします。

どうせ甲斐のない治療なら、せめて苦しめずに逝かせてあげたいと、その時は思うのです。しかしまた同じような患者さんが入れば、そうそう簡単に見切りをつけることもできず――。また同じことを繰り返してしまうのです。

私が内科に勤めていた時、急性前骨髄性《ぜんこつずいせい》白血病の四十一歳の女性が、入ってきました。家族は、同い年の夫と五歳の一人息子。

長い不妊の期間を経て生まれた子供だったそうですから、望みのお子さんを得て、ご夫婦は本当に幸せな日々を過ごしていたのでしょう。

入院時彼女には、自覚症状は皆無。受診のきっかけは、職場の検診で血液データの異常を指摘されたことでした。最新のデータでは、白血球は異常な増加を示し、明らかに白血病の所見《しょけん》を示していました。

そして、この時すでに血小板が極限まで下がり、いつどこから出血しても不思議ではない状況になっていたのです。

「すぐに血小板を入れる（輸血する）から、病棟に上がったら、準備しといて。それから、とりあえず絶対安静。どこから出ても（出血しても）不思議じゃないからね」

外来から電話で、病棟での受け入れを指示する主治医の声も、非常に緊迫していました。しかし、当の本人は、急な入院の指示がなぜだか合点がいかなかったのでしょう。病棟に上がってきた彼女は非常に当惑しており、あか抜けた雰囲気の、整った顔だちが、いらだっていました。

「子供を保育園に迎えに行かなくちゃ」と彼女はがんばり、どうしても病室に入りません。

「だって、私自身はどこも調子悪くないんです。データが悪い程度なら、準備してからでもいいじゃないですか。

いったん帰って、子供のことを母に頼んで、職場でひとつ仕事を片づけたら、必ず入院します。三日だけ、余裕をください。お願いします」

こういう時の医療者の気持ちって、本当に切ない。本当のところ、私たちだってそうさせてあげたい。

でも、私たちにいくら頼まれても、これはもうどうにもならないこと。私たちが好きで彼女を引き留めているのではないのですから。

頼まれてもしかたないことを頼まれ、時に拝まれ……。こんな時私たちは、まるで自分がむごいことをしているかのような、自責感を感じます。

結局私は、彼女を説得することをあきらめ、やむを得ず外来でまだ他の患者さんを診察中の主治医を呼び出しました。

「力不足でごめんなさい。でも、帰宅の希望が強くて、どうにもならないのです。とりあえず病棟内にはとどめておきますから、外来が切れたところで、一寸、上がってきてもらえませんか。申しわけない」

状況がわかっていた医師は、「すぐに行く」と答えてくれました。私よりも年下の女性の医師が、この時は本当に心強く感じられたものです。

そして、数分後。上がってきた医師は「今帰ったら命の保証はできない」と厳しく言い、再度入院を強く勧めました。これは、不人情に聞こえても、医療者としては言わざるを得ない現実。

症状のない彼女にしてみれば、「こんなに元気な自分が、なぜ？」とピンとこなかったと思うのですが、その時の彼女は、ちょっと転んでも脳出血を起こしうるような、極めて危険な状況だったのです。

なぜ？　突然に？

結局、彼女は病院から母親と職場、そして夫に電話し、入院のための準備を全て依頼しました。すぐに駆けつけた夫に、主治医が病状を説明する頃には、すでに彼女は血小板輸血の最中。ナースステーションに呼ばれた夫は、真っ青な顔で、医師の説明を聞くことになります。

「急性前骨髄性白血病といって、白血病の中でも、非常に悪性の白血病です。血小板がほとんどなくなっており、非常に出血しやすい状態です。脳出血、肺出血などが起これば、数日内に亡くなることがあり得ます。

今は、その最悪の事態を乗りきるため、血小板を外から補いますが、根本的な治療ではありません。血小板の量が良くなったら、すぐに抗がん剤の治療を始める必要があります。ただし、これも賭けでしょう。副作用のため、感染や出血により、亡くなる場合もあります」

彼女の夫は、常識程度の医学的知識はあり、抗がん剤の副作用と、その必要性については理解が得られました。が、それはもちろんあくまで理性の範囲でのこと。

立ち上がり際、

「なぜ妻がこんな目にあわなければならないのでしょう。それだけがわからない」

とつぶやいた彼の目には、涙が浮かんでいました。

入院したその日、本人に対しても白血病という病名は告げられました。自覚症状がないため、強力な治療を導入するには、それだけ十分な覚悟をしてもらう必要があります。そうした事情を話したところ、夫も告知に同意したのです。

ただし、予後《よご》が非常に悪いタイプであることは、伏せることにしました。そこまでのショックを与えることは、無用だとみんなが考えたからです。

翌日からすぐに、化学療法が始められることになりました。正常な白血球が減って免疫力が低下しているため、入院直後から、すでに個室はクリーンルーム扱い。風邪などの菌を運びやすい子供は、面会を禁じられる状況でした。

しかし、治療が始まれば、いつ最悪の事態が起こらないとも限りません。抗がん剤は、正常な血球にも、攻撃を仕掛けます。白血球や血小板がますます減り、危険な状態になるのは避けられないのです。

つらい治療が始まる前にゆっくり親子の時間を過ごせるよう、入院当日だけ、子供の面会が許可になりました。

その日、個室は家族団らんの場。夫が買い集めてきた様々なおいしい食べ物を広げ、一家は、楽しそうにテレビを見ていました。それはまるで家の居間がそのまま移動してきたような、日常的な光景でした。

大きなショックに見舞われても、多くの人は、不安と共存しつつ、日常を維持する力を持っているのでしょうか。

こうした発見は、私たちに、大きな力を与えてくれます。

面会時間の終わりに、彼女はエレベーターの前で子供を抱き上げ、しっかり子供の目を見て言いました。

「しばらく会えなくなっちゃうけど、お父さんとおばあちゃんの言うことをよくきいてね。元気になったら、すぐにお見舞いに来てね。お母さんもがんばるからね」

年よりもしっかりした表情の息子さんは、駄々をこねる風もなく、しっかりうなずいて帰っていきました。

病室と病室を行ったり来たりしながら、そんな彼女たち家族の会話を聞いては、彼女の幸運を祈らずにおれませんでした。

でも正直なところ、私は、息子さんの大人びた表情に、不安をかき立てられもしました。早くに親を亡くす子は、その運命を受け入れるべく育ってきたかのように、しばしば大人びて見えるものです。

これは私の、単なる思い込みかもしれませんが――。

次に彼が病室に来れるのは、治療の効果が上がってクリーンルームが解除になった時か、さもなければ、積極的な治療をあきらめた時でしょう。そう思うと、私はたまらない気持ちになりました。


もし、治療をしなければ……


その翌日から、彼女の治療が始まりました。予想どおり、それは厳しい闘いとなり、数日たった頃から、彼女は目に見えて消耗していきました。

一時的には白血球数が減り、病的な細胞は少なくなったものの、正常な白血球は、なかなか増えてきません。

いったん輸血で増えた血小板も、時間とともに再度下降。ひたすら輸血を繰り返す、いたちごっこになりました。

「悪いところなんて全然なく入院したのに、完全に病人になってしまった」

自覚症状がなく、歩いて入院してきた人が、治療の副作用でボロボロになれば、こうした恨み言は必ず出てきます。すっかり気むずかしくなった彼女に、私たちも、そして夫さえもとりつくしまはありません。険悪な、やりきれない雰囲気の中で、病気の勢いばかりが増していきました。

入院して三週間後、彼女はついに肺炎を起こし、息苦しさに苦しむようになります。この数日前から、主治医と夫との間では、化学療法を続けるかどうか、話し合われていました。

「化学療法の効果はなく、白血病の勢いは止められない状態です。今の白血球と血小板の異常は、元の病気からくるもので、抗がん剤の副作用ではありません。治療をやめれば、さらにデータは悪化するでしょうが、吐き気など、抗がん剤の引き起こす副作用のいくつかは、楽になるかもしれません」

主治医の説明も、はっきりした方向を指し示すものではなく、夫も、ただ途方に暮れるばかり。身内をかばうつもりはないのですが、こうした医師の対応も、急な経過から見て、やむを得ないものだったと思います。

そして、結論が出ない中で肺炎が起こり、あとは肺炎とそれに続く呼吸状態の悪化に対して、泥縄式《どろなわしき》の治療が繰り返されました。抗生剤の大量投与、ショックに対する昇圧剤などなど……。

最後、彼女は人工呼吸器につながれ、血まみれになって最期を迎えました。この間夫は、私たち医療者に怒りをぶつけ、私たちはただただ、その怒りを受けとめるだけ。この彼の怒りもまた、当然の怒りでしょう。

夫にとって、――そしておそらく何より本人にとって――全ての不幸の始まりは、入院と見えてもしかたがありません。

データがいかに悪くとも、放っておけば間もなく死がやってくる状態だったとしても。治療と同時に状態が悪くなった事実に照らす時、「治療をしなければ今も元気だったのではないか」と誰が思っても、不思議はないのです。

治せないこちらもやむを得なければ、怒る家族もまたやむを得ない。若い人の死は、時に、このような救いのない形になります。

この経過を見る限り、見込みのない人にむごい治療をしたと、責める向きもあるでしょう。しかし、治療を始めるまで元気だった人だからこそ、医療者も家族も、あきらめ時を逸したのです。

こんな悲しいことが、病院ではしばしば起こります。

より良い医療のために私たちはがんばるけれども、どうがんばってもハッピーエンドにならない場合もある――。

患者さんとその家族の皆さんにとっては、何の言い訳にもならないかもしれませんが、私たちにとってもそれは、本当に苦しい体験なのです。結果論で責められるのは残された人々も医療者もつらい。そのことを多くの人に伝えたいと思います。

第3章　せっかく年齢を味方につけたのに

精神科の死には他にない問題がある

精神科で働き始めて三年。この間、病棟で患者さんの死をみとることはありませんでした。内科時代、多い時には月に数人の患者さんを見送っていたことを思うと、考えられない変化。けれども、人間の適応力とは不思議なもので、今ではそうした暮らしが当たり前のものになっています。

先日、主任看護婦として休日の管理日直に入り、久しぶりに霊安室に行きました。何しろ久しぶりに行く霊安室の上に、病院の改築とともに場所が変わったため、違う階に上がってしまったほど。すっかりきれいになった霊安室には、防災の見地からお焼香の準備もなく、ただ礼をするだけのお別れが、不思議な印象でした。

それでは精神科は死と無縁かというと、それはそうとは言い切れません。拒食から全身状態が悪化して死にいたるケースもありますし、特に高齢者では、他の身体疾患の悪化から、入院中に病状が急変することもあります。この三年の間に、このような形で亡くなった患者さんが何人かはいました。

ただ、こうしたケースでは、身体的な管理がメインになった段階で内科など、身体の病気を治療する科へ移るので、うちの病棟で亡くなることはまずないのです。

また、この科には、他の科にはない独特の死の問題があります。それは、自殺という死。自分の意志ではどうにもならないという意味では、精神疾患も身体的な病気と変わりありません。つまり、精神科疾患をベースとした自殺は、特別な死ではなく、ひとつの病死と見ることができます。少なくとも、そう考えた方が、残された家族の方は納得できるのではないでしょうか。

久しぶりの霊安室をあとにしながら、改めて私は、精神科における自殺についていろいろ考えました。

私が知る限り、精神科での自殺には、三つのパターンがあるようです。一つは、将来を悲観し、本当に覚悟を決めての自殺。二つ目は、死を命じる幻聴や幻覚、妄想に影響を受けての自殺。三つ目は、周囲へのアピール行動としての衝動的な自傷行為が、結果として死を招いてしまった、一種の事故としての自殺。

こうした例を知るにつけても、私はこの科に移ってくる以前に経験した、ある若い患者さんの死を思い出すのです。

その患者さんは二十代後半の女性で、眠剤の大量服薬で入院してきました。一時は非常に状態が悪く、透析《とうせき》で薬剤の排泄を図ったほど。意識が戻るまでの約一週間をI

CU（集中治療室）で過ごし、全身状態が安定した後は、精神科に移ったため、内科病棟にいたのは、約一ヵ月だったと思います。

独身の彼女は一人暮らしでした。意識が戻ってから、精神科のクリニックにかかっていることは認めたものの、病歴に関してはまったく語ろうとしません。親の面会も、遠方であることを理由に、一回だけでおしまい。以後は連絡をとっても子供とかかわりたくないのがみえみえで、治療上有効な情報はほとんど得られなかったのです。

それでも、運ばれてきた時持っていた診察券からクリニックの名前がわかったため、主治医がそこに連絡をとり、およその病歴は知ることができました。クリニックの医師によれば、彼女は思春期以降、感情の抑制が効かず、たびたび衝動的な行動を繰り返しているとのこと。リストカット（手首を切る）や大量服薬、六階からの飛び降りなど、その経過はかなり激しいものでした。

しかし、不思議なことに、こうした激しい病歴からは考えられないくらい、内科病棟での彼女は〝いい患者さん〟だったのです。また何かやらかすのでは、という私たちの警戒が取り越し苦労になったかのように、明るく私たちに話しかけ、テレビや雑誌の話をするばかりか、同室のお年寄りのお世話まで進んでしまいます。

「ごめんなさい、おせっかいして。ちょっとご飯を食べさせてあげちゃったの」

当時は、手のかかる患者さんが多かったため、食事介助は順番に回っていました。そしてようやく彼女の部屋にたどり着いてみると、すでに、患者さんが食事介助をしてくれていたというわけです。

この頃には、彼女も具合が良くなり、ひまを持て余すようになっていました。本来ならば患者さん同士での介助は良くないことですが、あまりに彼女がうれしそうにしていたので、私たちも多少のことは目をつぶっていたのです。

まったく別人になってしまった

クリニックから寄せられた情報によれば、彼女は「境界性人格障害《きょうかいせいじんかくしょうがい》」と診断名がついていました。当時はそんな病名はまるでなじみがなく、「心を病んでいる人なんだ」という程度の浅い理解しかなかったのです。

精神科に移ってから学んだところによると、境界性人格障害は、自己同一性の障害、不安定性、衝動性、抑うつ性の強い人格障害です。形としては、「この人はいい人」「この人は悪い人」と他人に対する評価が極端な上に変わりやすく、かつ見捨てられる不安から、人と距離がとれないため、対人関係に難が出やすい。また、強い衝動性を持つため、自傷行為や、他人への攻撃に走りやすいのです。

今ではこうした患者さんと実際にかかわり、この病気についてなんとなくわかるようになりました。でもこの時はまだ内科が専門だったため、精神科領域はまったくの門外漢《もんがいかん》。

「人格障害なんて言うけど、いい人だよね。自殺を図ったのも、なんかいろいろあったからじゃないかな」

くらいに受けとめ、後は精神科の病棟にお任せしてしまったのです。

しかし、その後彼女とかかわった精神科の看護婦の彼女への見方は、まったく違ったものでした。

「看護婦に対する揚げ足取りが本当にすごいの。気に入らないことがあるとナースステーションに入り込んで、怒鳴り散らすし。真夜中でも医者を呼べといって暴言をはき続けるんだから」

更衣室で聞いた、精神科の看護婦の言葉に、私は耳を疑いました。そこで語られる彼女の姿は、内科にいた時の彼女とはまったく別人。今精神科の看護婦として働いてみると、こうした患者さんの変化は実によくわかります。

人格障害の患者さんの多くは、入院当初の慣れない時期、周囲に過剰になじもうとする過剰適応の状態になります。

これもまた、人との距離がとれないが故の症状なのですが、いずれその無理に疲れ、爆発するのが、お決まりのパターンなのです。

ましてや、慣れない内科入院という環境では、この時期が本人の限界を超えて、長く続いたことでしょう。精神科に移るや、その無理した分まで上乗せして大暴れしたことは、想像に難くありません。

また、内科にいる間は、治療対象が身体的な部分中心だったため、根本的な心の問題には、医者も本人も立ち入る余裕がありませんでした。だから彼女も、表面的な態度を取り繕《つくろ》うことで、日が送れていたのでしょう。

ところが身体症状が落ち着き、精神科に移れば、いやでも自分のうちにある根本的な問題と向き合わなくてはなりません。このように、自分の問題と直面することで、彼女の中にある闇の部分が解き放たれたという見方もできるのです。

内科の看護婦だった時は、ここまで深く考えられず、精神科に入ったことがショックだったのだろうか、環境になじめないのだろうかと、あさはかな分析しかできませんでした。患者さんには実にいろいろな面があり、時には波風を恐れずかかわらなければならないことを知るのは、精神科に移って、ある程度たってからのことです。

年を重ねれば楽になるはずだけど……

いろいろ問題を起こしながらも、彼女は半年以上の精神科入院を経て、自宅に帰ったと聞きました。その後は元のクリニックに戻り、時折大量服薬やリストカットをしては、入院を繰り返しました。ただし、前回入院時のスタッフへの攻撃から考えて、閉鎖病棟の適応と考えられたため、二度とうちの病院に来ることはありませんでした。

人づてに聞く限り、彼女の自傷行為は、頻回ながらも少しずつ間隔があくようになったそうです。それは、彼女が自分のペースで、少しずつ成長していたということでしょう。境界性人格障害など衝動性の強い精神疾患については、年齢を重ね、勢いが落ちることで、多少改善する場合も少なくないのです。

私は個人的に、境界性人格障害の患者さんとかかわるのが嫌いではありません。多感で衝動性が強く、自意識過剰な患者さんたちは、いわば激しい思春期が延々続いているような印象。それほど理解不能ではないし、長いスパンで見れば、年齢を味方につけつつ良くなっていく場合が多いからです。

「若いっていうのはつらいことだからね。年を重ねていけば、絶対に楽になるよ」

そう話す私の言葉は、まさに私の実感。患者さんを通して、若い頃の自分の極端な形が透けて見え、ついつい感情移入してしまいそうになります。患者さんに語りつつ、私は自分自身のこれまでをも、振り返っているのかもしれません。

今の私だったら、きっと同じことを彼女にも言っていたことでしょう。だからといって何が良くなるということはないでしょうが、できることならもう一回、彼女と出会いなおしてみたかった気がします。

しかし残念なことに彼女は、すでにこの世の人ではありません。六階から飛び降りても死ななかった彼女は、ある時母親と激しく口論、興奮して暴れるうち、二階のベランダから落ちて、死んでしまったのです。

私がそれを知ったのは、ずいぶん時間がたってからでした。六階から落ちても助かったのに、二階から落ちて死んでしまうなんて……。人の死って、そんなものなのかもしれません。

今改めて思うのは、果たして彼女は、死にたいと思っていたかということです。それはもののはずみだったかもしれないし、母親への嫌がらせだったのかもしれない

――。

今となってはそれを知る術《すべ》はありませんが、もう少し生きながらえていれば、もっと楽になっていったのではないか。そう考えると、今さらながら、彼女が気の毒でなりません。

もっとも、そんな風に同情されるのは、並外れてプライドが高かった彼女の本意ではないでしょう。そう思いつつも私はやっぱり、一番つらい時期に苦しむだけ苦しんで逝ってしまった彼女が、かわいそうでならないのです。

第4章　身体の不調を訴えることが自己主張

心気症《しんきしょう》という名の厄介な病

皆さんは今、身体の調子はいかがですか？「健康です」と答えられるのは、とても幸せなこと。でも、そう答えた方でも、細かく自分の身体を点検してみれば、些細《ささい》な「あら」はいくつか見つかるのではないでしょうか。

例えば、冷たいものを食べた時歯の根がうずく。おなかいっぱい食べた後胸やけがしばらく続く。ちょっと目が疲れると頭が痛くなる。歩きすぎると右の足首が痛くなる。そういえば最近風邪が治ったばかりだ。なんかこの頃以前のように朝の目覚めが爽快でないなどなど……。

みんなそれぞれにその時々の不調はありながらも、この程度なら病気というほどではないだろうと割りきり、「健康な人間」として暮らしているのだと思います。

言い方を変えれば、瞬間的な不調の皆無な、完全無欠の健康なんて、そうそうないものと考えるべき。その不調に対して多少鈍感でなければ、人間はさぞかし生きていくのがたいへんでしょう。

それをしみじみ感じるのが、心気症の患者さんとかかわる時です。心気症とは、身体症状に対し極端に敏感で、不定愁訴《ふていしゅうそ》を繰り返す状態のこと。誰しも気力が落ちた時には、なんとなく身体の不調を覚えるものであり、どこからが異常、どこからが正常という線引きも難しいのですが、これにより日常生活が正常に営めなくなった時には、やはり医療の適応になります。

誰もが持ちこたえられる程度の不調に大騒ぎする心気症の患者さんに対しては、多くの人が不快を感じがちなものです。その持ちこたえる力のなさが病気なのだとわかっていても、心の中でついつい、こうぼやくのです。

「もう少し身体以外のことを考えてくれないものかなあ」

「誰もが絶好調で生きているわけではないんだけどなあ」

看護婦でさえついついそう思うのですから、病気についての知識がない人たちが、そのように感じるのは無理もないことです。「甘えている」「仮病」そう見られることもしばしば。しかし、多くの心気症の患者さんは、周囲のそのような目を気にする余裕すらなく、どんなにうんざりしている人に対しても、平気で身体の不調を訴えます。そこにこの病気の根深さがあるのでしょう。

私がかかわってつらかった六十代前半の女性も、そんな症状の患者さんでした。

彼女が入院している間、私は夜勤のたびに、彼女が静かに眠ってくれることをどんなに祈ったことでしょう。彼女が身体の不調を訴えて不安定になるのは必ず夜。精神科医の当直がいないうちの病院では、夜間は看護婦だけでそれに対処しなければなりません。そのため、考えうる症状についてはあらかじめ対応策の指示を受けてあるのですが、いざとなると彼女はそのことごとくを嫌がるのです。

彼女の訴える苦痛は、実に多彩です。息苦しい、胸苦しい、顔がほてる、おなかが張る、などなど。けれど、そのどれもが些細といえば些細な苦痛ばかりなのです。例えば息苦しさにしても、普通に呼吸していればなんでもないのに、わざわざ大きく早く呼吸をしようとしては、「思いっきり息が吸えない」と取り乱すといった具合。

こうした時には、精神安定剤の内服が指示されているのですが、薬に対して頑固な思い込みのある彼女は、「薬は効かない」「副作用が怖い」「私の身体は特別なんです」と言い張り、聞き入れてはくれません。こちらの提案は受け入れず、「なんとかして」を繰り返すばかり。

手にすがりつき、身をよじってもだえる彼女に、一晩やさしくかかわるのは、やはりかなりのエネルギーが必要でした。

どんなアドバイスも無力

ある時、「おなかが張る」と言い出した彼女は、一晩中眠らずナースコールを鳴らし続け、様々な対処を看護婦に求めました。私が見る限り、おなかは柔らかく、腸の動きも良好。少なくとも、緊急の処置を要する状況ではまったくありません。やむを得ず当直の内科医を呼んでも見解は一緒。それでも彼女は、「ガスが出ない。管でガスを抜いて」と言い、柔らかいチューブを肛門に入れる処置を求め続けたのです。

「不安のために症状が強くなっているんだと思いますよ。不安時の薬を飲んで落ち着く方が楽だと思いますよ」

といくら勧めても、彼女は受け入れる気配がありません。

「私は薬に弱いから。自律神経が弱いからいろんな症状が出るのね。薬も必要って先生はおっしゃるけど、頑固だって叱られることもあるけど、私は特別なんです」

結局、彼女は安定剤を飲もうとはせず、不安定なまま一晩過ごしました。この間、ガス抜きすること五回。背中をさすり、何度もおなかの音を聴診器で聞き、夜勤の大半の時間を、彼女のために費やしたのです。

そして、朝になり、主治医が回ってくると、彼女は不調を訴えながらもかなり落ち着きました。それは医者の顔を見て安心したというよりは、暗い夜が去り、朝がきたことの方が大きかったかもしれません。

夜が持つ、不安をかき立てる力には、あらがえないものです。私が彼女に安定剤や、眠剤を勧めたのは、夜起きていても不安が強くなるだけと判断したからでした。しかし彼女の前には、何のアドバイスも無力でした。

そのガス抜きの夜、私ははっきり彼女を不快に思いました。どんな苦痛も患者さんにとってはたいへんなことなのだ、軽々しく考えてはいけない。これは看護婦の基本的な心がまえです。看護教育の中ではそのことをたたきこまれますし、そう考えるように私も努めています。

ですから、彼女とかかわる時も、そう自分に言い聞かせ、なんとかやさしくかかわろうとはしたのです。しかし、その夜はもう、限界でした。

もちろん、プロとしてそれを表面には出さなかったし、きちんとした対応をしたつもりではありますが、彼女の訴えには共感できない——。その思いは、退院まで心の隅から消えませんでした。

その後も多少のいい時期を挟みながら、彼女のパニックは繰り返されました。また、パニックに至らないまでも、一日中身体症状を聞かされる同室の患者さんからは苦情が絶えず、自制が利かない患者さんから怒鳴り飛ばされる始末。私たちでさえ、次から次に繰り出される彼女の訴えを前にすると、「しつこいなあ」「本当に身体のことだけなんだなあ」という思いがどうしてもわいてしまいますから、下手をすれば彼女以上に辛い精神状態にある他の患者さんが切れるのも、無理からぬところです。

むしろ不思議だったのは、そうやって他の患者さんから怒鳴られても、彼女がそれに対して何の反応も示さなかったこと。同室者がナースステーションで看護婦になだめられ、ようやく気持ちを落ち着けて病室に戻っても、

「あら、やっぱりおなかが張るわ。あなたは便が出たって言ってたわね。いいわねえ」

とやられ、もうあきらめて無視してくれた、などということもありました。

「一見なよなよとして弱く見えるけど、彼女が一番強いのかもしれない」

私たちはその場面を見て、しみじみそう語り合ったものです。

普段の彼女は非常に弱々しく、人にしなだれかかってくるような印象の女性。年よりも若く見える外見とともに、非常に「女」を感じさせる患者さんだったと言えます。

それだけに、身もだえしながらの訴えは、妙に媚《こび》を含むようで生々しく、私にとってはなお受け入れがたくもありました。また、若々しく見える分ついつい「しっかりしてほしい」という思いもわく。彼女の病状にとっては、若く見えることが、不利に作用していた気がしてなりません。

外から見る限り、彼女は家族にも恵まれています。子供を三人成人させ、同年代の夫と今は二人暮らし。夫は非常に受容的で、彼女の身体症状にどこまでもつき合っていました。夫が外来に付き添ってくると、本人以上に夫が彼女の苦痛を代弁すると言われていたほどです。

しかし、お子さんから聞く限りでは、生活は全て夫がコントロールしており、彼女は自分の意志をはっきり語ることはできなかったとのこと。やや図式的に言うならば、彼女は自分の身体の不調を通してだけ、夫をコントロールしているとも言えそうです。

笑って生きる普通の力がほしい

不調を訴える時の彼女を見ると、その頑固さ、強さに呆然とさせられます。それはおそらく、彼女に備わっている頑固さ、強さであり、適切な形で程々に振り分けられていれば、それ自体病的な強さというものではありません。しかし、それが不調を訴えることだけに向けられた時、悲劇となります。が、心気症が彼女にとって許される唯一の自己主張だったのだと思えば、納得がいくところです。

また、彼女の場合、自分の不調が臓器の異常ではなく、微妙な神経の問題なんだ、ということは理解されていました。ですから、過激な検査を望むことはなく、ただなんとなく他の科にもかかって、好きなように薬を飲みながら、療養するのが彼女の希望だったのです。

心気症の患者さんの中には、些細な症状が重大な病気の前触れであると信じ、どんなに大丈夫と言われても、「がんではないか」と病院をわたり歩く人もいます。中には、その検査の方がよっぽど辛いんじゃないか、と思うような検査を受け、「異常ない」と言われてもそれに納得できずまた別のところでそれを受け――、生活の全てを病気を見つけてもらうことに費やす人もいます。それに比べれば彼女の心気症は、神経の病気とわかっている分だけ、まだ扱いやすい方なのかもしれません。

身体の不調を訴えてやさしくしてもらいたい気持ちは、誰もが潜在的に持っています。それを程々にコントロールして生きていくことは、実はけっこう難しいことなのかもしれない――。彼女を見ていて、そんなことを感じました。

とはいえ、彼女の病気は、全てが気持ちの問題ではありません。元からの自律神経の弱さや、うつ病の気など、身体的な要因も重なったからこそ、実際に症状が出るわけだし、薬に弱いのもまた、事実ではあります。「ちょっと腹が張る」と思いながらも笑って生きていく普通の力が、彼女には備わっていないということです。

そしてさらに不幸だったのは、その身体の不調を訴えることが、彼女の自己主張の型として定着してしまったこと。こうしたメリットが生じてしまうと、ますますそこから出るのは困難になってしまうでしょう。身体の不調だけに集中して生きていくなんて、生き方としてはやはり、気の毒な気がします。

封建社会の女性は、「持病のしゃくが……」と倒れることで、自分の我を通すことを知っていました。心気症は現代の、「持病のしゃく」なのかもしれません。そう考えると、目の前の患者さんを不快に思ってはいけない、もっと世の中を深く見つめなくちゃと思うのです。

第5章　母親であることと、病と闘うことの両立は難しい

母親であることに期待しすぎるのは酷《こく》

世間では、母親の愛は何よりも強い。またそうあるべきだという考え方が、今も根強いと感じます。

そのベースにあるのは、言うまでもなく女性の母性に対する大いなる期待。女性が正常な成熟を遂げれば、彼女は子供を産み育てることを望み、その役割を積極的に果たしていくものだと、多くの人が思っているようです。

子供がおらず、また積極的に欲しいとも思わない私などは、こうした考えに照らせば、女性として成熟していない、ということになるのでしょうか。少子高齢化への危機感から、このところ女性が産まないことを問題視する発言が増えているようで、なんとなく、生きづらさを感じているのは、私だけではないと思います。

だからわざと意地悪な例を引くわけではないのですが、看護婦として「病を得た母親たち」を見ていると、あまり母性を絶対視しない方が、と感じる場面が少なくありません。

「子供のために早く良くならなくちゃ」

と、前向きに病と闘う女性もたくさんいます。しかし、全ての母親がみんなそうかというと、それは残念ながらそうではない。痛みや苦痛にとりつかれた患者さんは、関心が自分の苦痛に集中し、視野が極端に狭くなるため、自分のことだけで手いっぱいになってしまうのです。

このような患者さんに対して、子供のことを考えろと望むのはあまりにも酷ではないか——何人かの患者さんを見て、私はしみじみそう思いました。中でも、肺がんで亡くなった四十代の女性のことが、私は忘れられません。

彼女は四十歳で一人娘を出産し、子育て中に発病。当時子供はまだ三歳でした。幸い化学療法がよく効き、手術不能な進行がんだったにもかかわらず、約二年延命しました。この間、自宅で過ごすこともでき、治療成績は良かった方と言えますが、若すぎる死であったことに変わりはありません。

本人の希望で病名は告知されていました。一生懸命気持ちを抑えながらも、彼女は、病気になったことの理不尽《りふじん》さを、よく私たちに話したものです。

「煙草を吸っていたわけでもないのに、なんでこんな病気になったのかしらね。私の妹なんて、たくさん煙草吸ってても、なんでもないのよ。本当に不公平だわ。妹はねえ、いつもちゃっかりしていて、私はいつも損してるみたい」

このあたりの気持ちは、きょうだいのいない私にはわかりません。ただ、患者さんの中には、このように、きょうだいへの複雑な思いを表出する人がけっこういて、肉親というものの複雑さがかいま見えます。

「妹は、早くから子供に恵まれて、子供はもう中学生。うちはなかなかできずに、ようやくできたと思ったら、私がこんな病気でしょう。うちの子はかわいそうだわ。まだ小さいのに、親が病身で。妹のうちの子の方が、恵まれてるわ」

病を得たつらさを表現するにも、妹に対する屈折した思いを表出していた彼女。その気持ちを、妹に直接ぶつけている場面も、何回か目にしました。小さい子を残しての入院は、彼女にとって本当につらい時間であり、何かに怒りをぶつけずにいられなかったのかもしれません。

最初の入院では、だんなさんが、子供を連れて面会に来るたび涙ぐんでおられました。それでもその思いを励みに彼女はがんばっていたのです。

「あんな小さい子を残してどっか行っちゃうわけにはいかないから、がんばって治療を受けないと」

化学療法を繰り返すたび出にくくなる腕の血管を、ぐっと看護婦に差し出し、彼女はけなげに言ったものです。

悲しい課題を課すことが責任を果たすこと？

そして約三ヵ月の初回入院のあと、彼女は家に帰っていきました。化学療法を目的に、二、三週間の短期入院は繰り返したものの、彼女は約一年の間、家庭の中で普通に時間を過ごすことができたのです。

しかし、その時間にもやはり限りはあり、病気は確実に進行していきました。がんが発見されてから、ほぼ一年半後。彼女は両肺に広がった病変のため呼吸苦に苦しみながら、最後の入院生活に入ったのでした。

具合が悪くなった彼女は、非常に気むずかしくなっており、医療者には無言、家族に対しては不機嫌。特に夫に対しては、しばしば怒鳴り散らすことさえありました。彼は非常にやさしい男性で、それに耐えていましたが、それがまた彼女をいらだたせるという悪循環だったようです。

「なんでいつもあなたははっきりしないの！　いらいらする！」

そう怒鳴られている彼に対して私たちができるのは、その場を見なかった振りをし、あとから声をかけることくらい。

「息苦しいのはつらいから、どうしても人にあたってしまうんですよ。本心ではないんです。本当に、苦痛を取ってあげられたらいいのですが……」

私たちの言葉に、彼は冷静に頷いていました。

「しかたありません。僕自身があきらめられないで、彼女につらい思いをさせているところもあるんでしょうから」

実は彼女の苦痛に対しては、入院当初からモルヒネの使用が勧められていました。本人はそれを了承したのですが、夫の拒否感が強く、使えない事情があったのです。「モルヒネを使うと、やはり早くだめになってしまう気がします。それだけは使わないでください」

穏和な人だけに、いったん拒否となれば、それはもうよほど心に決めたこと。彼の気持ちは、最後まで変わることはありませんでした。

モルヒネは、肺がん末期の呼吸苦を取るのに効果がありますが、「モルヒネを使うと命が縮まる」と単純に誤解されているため、使用を拒否する患者さんや家族の方が多い薬です。この場合もそうだったのですが、これが誤解であることは声を大にして言いたいところです。

モルヒネは確かに、呼吸に対してはそれを抑える働きがあります。しかし、実際には、苦痛による衰弱を防ぐため、トータルで見れば、命を縮める結果にはなりません。できることなら私たちの説明を受け入れていただけたらと、この部分は今も残念です。

彼は妻からあたられ、怒鳴り散らされることで、自分の選択したことへの責任を果たしているかに見えました。

人間は時として、悲しい課題を自分に課すものなのでしょうか。彼に適切な判断をしていただいていればと思う一方で、彼はわかっていてもああしかできなかったのか、とも思うのです。

母であることと、患者であることの両立は難しい

約二ヵ月に及ぶ最後の入院には、子供の姿はまったく見えませんでした。初めての入院の時より大きくなった娘さんの姿を見たのは、亡くなった時だけ。五歳になる娘さんは、激しく泣きじゃくっていました。

「お嬢さん、大きくなりましたね」

霊安室に向かう廊下で、夫に話しかけると、彼は涙をためたまま、頷きました。

「この間、彼女の実家に預けたままでしたから、僕も久しぶりに会ったんです。彼女は、子供の声を聞くといらいらすると言いました。病室に連れてくるなと。それで良かったのかどうか、僕にはわかりません。最後は彼女自身が、子供に返ってしまっていましたから。そんな母親の姿を見せるのは、娘にも忍びなかったですし、結局今日まで、連れてこれませんでした」

娘に聞こえないよう、彼は小さな声で私たちに言います。

「苦しい時の患者さんは、元気な時の患者さんとは変わってしまうものですから――。気持ちの中では残していく人のことが心配でも、それが伝えられないくらい、混乱していたのでしょう」

私は、そう言葉を返すことしかできませんでした。

この先彼は、この問いを何度も自分に繰り返しては、様々な思いに囚われるのでしょう。妻の死の瞬間、しっかり娘の手を握り、自分自身の悲しみに耐えていた夫の姿が、目に浮かびます。

亡くなる前の彼女の姿は、夫や娘にとっては、本当につらい形になっていました。しかし彼女自身にとってどうだったかと考えると、また違った答えが出るような気もするのです。

ただただ夫にあたり散らして逝った彼女。それはそれでもちろん深い苦しみがあったのでしょうが、他人への気遣《きづか》いや遠慮をかなぐり捨て、最後は自分のことだけに集中してしまったからこそ、逃れられた憂いもあったのではないでしょうか。

誰もが残される人のことを思い、人生に感謝しつつ死を迎えられるとは限りません。ふとしたことから人間は、大きな闇に落ち込み、醜い自分をさらけ出すことがあると思います。

病むことは、それだけで、他のことに気が回らなくなって当たり前なほど、たいへんな事です。

「仕事も完璧」「母としても完璧」であること以上に、「患者」と「母」の二役をこなすのは、たいへんなことだと思います。

もちろん、その人が子供への思いを口にしたら、それを励みにするよう持っていってあげるのはいい支援になるでしょう。

でも、そうでない場合、苦しんでいる人に、「子供のことを考えるように」期待するのはやはり望みすぎではないでしょうか。

母であっても子供に返り、駄々をこねながら死んでいく人がいても、それはそれでいい――。

今、年月がたつ中で彼女の死を振り返り、自分が見たものを私は、そんな風に整理しています。やっぱり見送った患者さんを、悪く思いたくはない。そんな思いも看護士にはあるのです。

「母は強し」されど「患者さんは弱し」。その両者を立派にやり遂げて当然ではなく、やり遂げられる人が、立派なのだと思うことにします。

第6章　この懐の大きさはどこから？

患者さんの身内意識

三十代の終わりから透析《とうせき》を受けている年上の知人がいます。彼は現在五十代前半。基本的にものすごく温和で、かつユーモアに富み、人間としては非常に上質な部類に属する人でしょう。

彼と知り合ったのは、私がまだ大学生の頃。滅多に連絡をとらない割には、ちょこちょこ会っている友人のように話が弾みます。

自分の暮らしと縁の深い看護婦という仕事についている私には、親しみを感じると言ってくれます。本当にありがたいことです。

二年ほど前会った時には、苦笑しながら、盛んに透析仲間の愚痴をこぼしていました。

「俺の隣で透析を受けてる二十代後半の若い男の子がさ、とにかく気むずかしいんだよ。ちょっとしたものの置き場まで、看護婦さんに細かく注文つけてさ。それがもう、ほとんどいちゃもんなの。食事を置く場所が一センチずれても、怒り狂って飯食わないんだよ。俺たちには何も言わないんだけど、看護婦さんたちがくそみそに言われてるのを聞くのは、こっちもつらいよ。あいつもベッドに縛りつけられてるけど、俺だってそうなわけでさ。いくらその場から離れたくっても、離れられないんだから」

彼の語り口には、嫌みも悪意もなく、愚痴といっても、なんとなくお互い笑えてしまいます。感じのいい人は何を言う時も嫌な感じがしない、私も見習いたいものだと、いつも思わされるのです。

「それはつらいですよね。雰囲気が凍ってる中での数時間は」

「そう。週三回、だからなあ。透析の日は、またあいつの顔見るのか、ってゆううつになるよ。慣れはしたけど、快適な時間じゃないでしょう、透析の間っていうのは」

しかし、そう言いながらも彼は、同じ病気に苦しむ若者を、あくまで理解しようともします。

「思春期の頃から透析で、ろくろく学校も行けなかったらしいから、ひねちゃってるんだよ。この間は、『俺に彼女もできないのは病気のせいだ。女なんてみんな、健康で金持っている奴しか目がいかねえんだ』って、若い看護婦さんにわめいていたよ。きっかけはすごくばかばかしいことでさ。俺の血管がボロボロで、針が漏《も》れちゃったもんだから、看護婦さんが刺し直してくれたんだよ。その間、自分が用を頼めなかったんで、荒れちゃったの。これじゃあ、針が漏れた俺が悪いみたいだよなあ」
最後は、私に同意を求めつつ笑いで話を締める彼の話術に、私はいつも心和むものを感じます。口は悪くても、腹の底からの悪意がなければ、多少の愚痴はご愛敬になるんですね。日頃愚痴っぽくなりやすい私は、〈だったらせめて言い方に気をつけよう〉と少し気が楽になります。

ただここで気を許して、私が患者さんのことを悪く言うのはいけません。彼と一緒になってその若い人をくそみそに言ったら、きっと彼は気を悪くするでしょう。

患者さんと看護婦の立場というのは、微妙なものです。患者さんにとっての「身内」は、やはり患者さん。

人間関係において、「身内の悪口」は禁物です。たとえ向こうから話を振られても、相手の話に共感は示しても、一緒のレベルでけなさない。気心が知れているだけに、彼と話す時は、敢《あ》えて気をつけているのです。

「でも、あたりたくもなるんでしょうね。病気って、思うにまかせないことだから」

「そりゃそうだよ。俺みたいにやりたいことやってからこうなったんじゃなくて、まだケツが青いうちから透析なんだから。なんでもかでも人のせいにしてさ、怒り狂いたい気持ちもわかるってもんだ。

でも、そんなことずっとしてたってしかたないだろう？　俺は弱者だ、ってところに開きなおってふんぞりかえったって、しかたねえじゃねえか。宮子さん、そう思わない？　ダメだよ、患者をあんまり甘やかしちゃ。図に乗って、ますます弱っちくなるから」

誰もがあなたみたいに強くはないのよ、と言おうとした言葉を私は飲み込みました。自分が特別な人間だと言われることを、彼は決して好まないだろうと思ったからです。

死ぬほど悩んで家業を引き受けた

彼は、大学を出てから仕事を転々とし、結局は家業の町工場を継いでいます。反骨精神が旺盛で、親ともしっくりいっていなかったらしい彼がそこに至るまでには、様々な事情があったようです。

それ故彼は、私が母親からの自立について悩み、最終的に看護婦という職を得て自立に向かったことに対して、終始良き理解者でした。

私はフェミニズムの立場を貫く文筆業の母親を尊敬しつつも、同じ道を歩むことに抵抗を感じていたのです。

私が就職の報告をした時、彼は私にこう言いました。

「町工場の親父になるのは抵抗があったよ。第一に親の仕事だって理由だけで、嫌だろう？　だから、僕は君が看護婦になった気持ちはわかる気がする。そんなレベルでわかられたくないって、君は思うかもしれないけど。

でもね、『親と一緒のことをしたくない』っていう気持ちは、単なるくだらない反抗というわけじゃない。人間が大人になる上では、かなり本質的な思いだと思うね。結局は親と同じ道を行くにしても、一度は死ぬほど悩まなきゃ。俺は、死ぬほど悩んで、それを引き受けたわけだ。だから今は、気楽に町工場の親父をしていられる。ありがたいことだよ。君も、おばさんになった時、気楽に看護婦をやっていられるといいよね」

この言葉を、私は今も本当に大切にしています。

団塊の世代の彼は、大学でバリケードの中にいた典型的な元活動家タイプ。風貌で言えば、コーデュロイのジーンズにネルシャツの似合う、しゃれたおじさんです。理論家で、情の篤《あつ》い彼と話していると、そんな雰囲気がしばしば伝わってくるのですが、彼の口からその頃の話を具体的に聞いたことはありません。

それでも全共闘の思い出話の本が出回った時、話の流れから、私は彼にその当時の話を聞いてみました。

すると彼は、同世代の人たちが誇らしげに昔を語ることを、決して良くは思っていなかったのです。

「町工場で大学時代とは全然違う人間関係ができた時、自分が大学に行かせてもらえたことがものすごく恵まれてたんだ、ってわかったよね。出入りしている業者さんとか、取引してる職人さんとか、中学出てから働いてるって人が多いんだよ。

団塊の世代って言うと、大学紛争ってイメージあるけど、実は大学行けた人なんて一握りなんだよ。俺はそのことを忘れちゃいけないなって思う」

彼は言葉を選びつつ、こう話したあと、苦笑いしながら付け加えました。

「それにさ〜、うんと若い頃のことだからね。それを思わせぶりに話してみたって、年寄りが戦争のことを誇らしく語るのと変わらないんだよ。なんか思い出の利子食いしているみたいで、淋しいんだ、そうゆうの」

以来私の方からその話題を出したことはありません。

尊敬できる患者さんと出会えて

彼は町工場の社長として、小さな街でがんばっています。この不況でいかに生活もたいへんかと思うと、連絡するのも申し訳ないほど。それでも最近、彼は元気におぼえたての電子メールを送ってきました。

＼懐具合はつらくても、頭だけ使って稼ぐ人とあまりかかわらないで済むのは、精神衛生上いいですね。

＼身体を使って働くのが、やっぱり人間、本当だなと思います。

＼それを若い頃思う存分できなかったのが、病気になって、一番の後悔です。

＼でもだんだんじいさんになれば、元気な人と病気の人の差が詰まってくるもんね。

＼結局大した後悔ではないってことか。

＼病気をすると、年をとって失うものがすくない分、楽かもしれない。

＼結局これは得ってことか。

＼今度メールください。

実はこのメール、変換ミスがひどくて解読に時間がかかる代物だったのですが、読み終わった時には本当にほろっとしました。看護婦として働いていると、身体を使って働くことの良さがしみじみわかります。

ちょうど仕事がつらくなっていた時だったので、この言葉によって私は、仕事への思いを新たにしました。

自分でわかっていても、人から言ってほしいことって、やはりあるもの。彼は人間関係において、そうした人の心の機微を、実にうまくすくい上げるのです。

病気で苦しんでいる人に対して、そうでない私の口から「病気が人を大きくする」みたいなことを言うのは、とても失礼なことです。

しかしそれをわきまえつつも、彼を見ていると、人間はどうにも受け入れがたいものを、自分をなだめ、受け入れていく過程で、人としての器や懐が大きくなる人もいるんだな、としみじみ思います。

それは、患者さんみんなに求められるものではないし、別にみんなが病を得て立派になる必要もない。

しかし、彼のような患者さんの存在は、人が人を尊敬して生きていくために、ものすごく大きな力になるでしょう。

彼は周囲の患者さんにも、また医療者にも、多くの励ましを送っていることでしょう。医療者の立場から言えば、彼はきっと、医療者を伸ばすタイプの患者さんだと思います。長年病気とうまくつき合っている彼は、医療者に対しても、卑屈にも尊大にもならない、適切な態度をとっているように見えます。

時には、もちろんその的確な観察眼から、辛辣《しんらつ》な指摘もありますが、それもまた医療者にとっては大切な指導。

尊敬できる患者さんと出会えるのは、医療者にとっても、仕事を続けていく上での宝なのです。

第7章　人は忘れるから生きられる

気力が落ちると忘れる力も落ちる

皆さんは、どうにも気がふさぐ時期ってありませんか？　私は、二月あたりが毎年鬼門。この時期は些細《ささい》なことが気になって落ち込むことが多く、気分が乗らないからしようもない失敗を繰り返す、嫌な循環に入り込んでしまいます。

今この原稿を書いているのが、まさにその時期の入り口。普段なら特に気にならないだろう人の言葉がものすごく気になったり、自分のすることなすこと、自信がなくなってしまいます。もう済んだことなんだからと自分をなだめてもだめ。いいことはすぐに忘れるくせに、嫌なことだけは、いつまでも鮮明に記憶に刻まれてしまうのです。

精神科に移って、うつの患者さんとかかわるうち、こうした自分の気ふさぎのメカニズムが少しわかった気がします。それは、気力が落ちた時に、忘れる力が落ちるということ。人間、生きていれば誰でも些細な失敗はしでかすし、人間関係のきしみだって当然ある。どんなに隙のない人だって、それがまったくないわけではないでしょう。それをうまく忘れていくからこそ、私たちは楽しく暮らしていけるのです。

私が精神科に移って間もなく入ってきた五十代の女性は、「忘れる力」がなくなることの怖さを私に教えてくれました。彼女は、今回初めての発症で、外来にかかった初めの頃は、活気のなさと不眠が目立つ程度。外来通院で十分治療できると判断されていましたが、三ヵ月たっても回復の兆《きざ》しが見られず、急遽入院することになったのです。

うつ病の患者さんが入院で治療するのは、いくつかのパターンがあります。

まずは、「死にたい気持ち」。これがあれば患者さんを保護するために、入院は絶対必要になります。また、うつのため寝たきりになった場合も、援助者がいなければ入院せざるを得なくなります。患者さんの中には、ある程度まで気力が落ちると通院もままならない患者さんがいるので、外来に来る元気があるうちに入院させないと、治療の軌道から外れてしまうのです。

これに加えて、「焦燥感《しょうそうかん》」も入院の適応になります。焦燥感とはせき立てられるような、焦りの気持ちのこと。何もする気力がないのに、焦りばかりが先立ち、いても立ってもいられない。これがひどくなると、それが衝動的な自殺につながることもあります。焦燥感には、活力を出す薬は逆効果。抗うつ剤が使いづらいため、治療がますます滞《とどこお》ります。

こうなると外来通院のみでの治療は難しく、とりあえず入院していただいた上で抗うつ剤を切り、むしろ気持ちをいったん静める治療をしてから、仕切りなおしになります。

自分の思考で自分を傷つけて

入院した直後の彼女は、それまでなんとか気を張ってきた部分が一気にくずれたのか、自分の罪を挙げ連ねては、自分が生きる価値のない人間であることを表明し、看護婦にとりすがる状態でした。

一人で時間を過ごすことができず、薬にふらふらになりながらも、彼女は廊下を徘徊します。大きなため息をつきながら、壁に寄り掛かるようにして看護婦のそばに近づいてくる彼女の顔は、完全にうつろ。ちゃんとした思考が回らないにもかかわらず、頭の中が忙しく動き、自分を傷つける記憶ばかりがよみがえり、苦しくてたまらなかったのでしょう。

彼女の口から出るのは、全て過去への後悔でした。

「息子の高校を選ぶ時に、主人は私立でもいいと言ったのに、私は家計のことを考えて、できれば公立に行ってほしいと、息子に言ってしまったんです。結局希望の私立は落ちて、公立に行きました。私は息子の人生をめちゃめちゃにしてしまった悪い母親なんです」

「マンションを買うか一戸建てを買うか考えた時に、私はどうしても一戸建てが良くて、夫にそう言いました。夫もいいと言ってくれて、今の住まいに越したんですけど、いざ住んでみたら隣にマンションが建って、日当たりが悪くなってしまいました。夫に申し訳ない。私があの時マンションでいいと言っていれば、こんなひどい買い物はしなくて済んだのです。私の選択はいつも間違っているんです」

「娘の中学のＰＴＡで、私がつまらない提案をしたんです。運動会で有志が集まって親の模擬店をやったらどうかって。でも反対が多くて、通りませんでした。娘に恥をかかせてしまった。出過ぎた、だめな母親です」

などなど。それが病気のなせる業と思えばこそ、私たちも十分に話は聞きます。しかし、ある程度まで聞いた後では、つらい気持ちに共感を示しつつも、

「今は何を考えても、暗い方に考えがいってしまいますから、お薬を飲んで少し横になりましょう」

と休息を促します。

彼女は自分の思考で自分を傷つけ続けます。程々の反省でそれをやめる力が、彼女にはないのです。

薬剤の調整が少しずつつき、興奮が収まると、彼女はよく眠るようになりました。自責の念は非常に強く、起きている間は自分を責めている状態でしたが、それでも表情には、少しずつ生気が戻ってきたのです。

そして、落ち着きを取り戻すにつれて、彼女は少しずつ、過去の後悔を口にしなくなりました。出てくる話は、その日の天気や、食事、「なんとなく退屈になってきた」などという内容。これは一見他愛もない話ですが、私たちから見ると、非常に大きな変化なのです。

なぜかと言えば、そうした他愛もない話をする時の彼女は、確実に、今のことを話しています。過去のことにばかり目を向け、パニックになっていた彼女と比べると、その変化は目を見張るばかり。この、今に根ざしている感じが、回復の証《あかし》なのです。

最初彼女の過去への後悔を聞いた時には、その一つひとつに対して答えを出さなければと、大いに悩みました。なんと言っても、全てはことが終わってしまっているんですから。

本人だってどうにもできないことを、他人の私がどうこうしようと思っても、そんなのはどうにもならない。でも答えを一緒に考えてあげなければ彼女は回復してこないんじゃないか――。

そんな堂々巡りを、私は頭の中で繰り返したのです。

しかし、結局のところ彼女は、主に薬物治療と時間によって回復した後は、過去への後悔自体を口にしなくなっていったのです。この上はもう、私の方からその話を蒸し返す必要はありません。病気の波がくると、過去の話も多少は出てきましたが、それが大きく発展してパニックになることはもうありませんでした。

忘れる力を取り戻して

私たちは、記憶力はいいに越したことはないと考え、物忘れを敵視します。しかし、人間が生きていくためには、あまり細かいことは覚えていない方がいいのかも。嫌なことは程良く忘れていくからこそ、私たちは生きていけるのです。

その一方で、私はこんなことも考えます。実は私たちが忘れたと思っていることも、別のところにそれがプールされているんじゃないか、なんて。こうした説を唱える人も、脳を研究する人には確かにいて、私は怖くなります。ある時それが制御不能になってあれこれ飛び出してきたら、私は過去の恥に押しつぶされて、彼女以上のパニックになるに違いありません。

物忘れも生きる力。そう思うと、なんか気が楽になりませんか？　人間の心の底には、実はいろんなものが隠れていて、それを私たちは気力で押し殺しながら、生きているんでしょうね。

また、彼女を通して私は、うつ病は単なる心の病気ではないんだなあ、という思いを強くしました。それは、ある意味で思考過程の狂い。考えつく内容自体が正常でも、とにかく自分が傷つくように、自分が傷つくように回る思考は、それ自体が病気のメカニズムなのだと思うのです。

そして、病気であればこそ、うつ病には薬が非常によく効きます。補助的な治療として、自分を傷つけるようなネガティブな発想を矯正するカウンセリングもありますが、やはり薬物療法が治療の基本。これなしには、患者さんを対話のテーブルにつけることもできません。落ち着くまでの彼女は、ひとところにじっと座っているのもままならなかったのですから。

今はまだ、精神科の薬を飲むことが特別視されやすい世の中なので、薬を飲むことに対する抵抗が、周囲にもまた本人にも、大きい場合があります。

この背景にあるのは、うつは気の持ちようだという「偏見」。思い出したくないことばかりで頭が占められ、今を感じられなくなっている人に、前向きになれと言っても、それは無理な相談だということが、なかなかわかっていただけないようです。

高血圧の人が降圧剤を飲むように、快適な暮らしをするためには、最低限の抗うつ剤を必要とする人がいます。精神科の薬を飲むことを特別視する考え方こそ偏見ではないかと思うのですが――。

彼女は、治療によって忘れる力を取り戻し、自宅に帰っていきました。元から真面目で責任を引き受けすぎる性格的な傾向があることは確かなので、また大きな波がきたら、あのパターンが繰り返されるかもしれません。けれどもうつで病的に気力が落ちない限りは、ちょっとくよくよしながらも、それなりに過去を忘れて、生活していけるのではないでしょうか。

最後に、この病気で治療を受けておられる方も多いと思うので、敢えてお断りしておきますが、彼女のような重症のうつ病は、かなりレアなケース。全てのうつ病がこのような経過をたどるものではなく、その多くは外来通院で回復が可能なので、ご安心ください。

何回かの通院で治ったきり、それ以後再発しない人も少なくありません。これが、うつ病が「心の風邪」と呼ばれるゆえん。多くの人がかかり、大過なく治っていく心の病気、それがうつ病なのです。

この本に限らず、私が書く病気は、そのどれもが入院を要するほど深刻な症例ばかりです。病棟にいる限り、外来通院だけで治る患者さんとは縁がない。入る情報が重症な方にバイアスがかかることを、どうかご理解いただきたいと思います。

その後、彼女は再発することなく、維持量の抗うつ剤を飲みながら、元気に暮らしているそうです。私たちは外来で診察している医師からその無事を聞き、元気でいてほしいと願うばかり。日々の暮らしに戻った患者さんは、外来が済んだら、すぐに家へ職場へとお帰りになるので、お目にかかる機会もないのです。

改めて考えてみればこれもちょっと淋しい気もします。でも、病院って基本的には縁がない方がいいところ。忘れる力を取り戻した患者さんが、私たちと過ごした日々を忘れてくれることが、一番いいことなのかもしれません。

第8章　自分の「存在」そのものを必死に消そうとして

話の方向性をコントロールするのが難しい

ある日の夜勤で、境界性人格障害の女性と話している時のことです。

私は人間が生きていくためには、自分の存在を肯定することが大切であり、人間関係が成立するのは、相手の存在を認めるからなのだということを改めて実感しました。

境界性人格障害とは、前述したように強い衝動性と慢性的な抑うつ、対人関係の困難などを生じる人格障害。アイデンティティが混乱しており、見捨てられるのではという恐怖が強く、人をひきつけるためにリストカットをしたり、衝動的な行動をとりやすい、人格障害を指します。

彼女は、二十代半ばの女性で、眠剤の大量服薬やリストカットなどの自殺企図を繰り返し、十代半ばから入退院を繰り返しています。親との葛藤が強く、親とも住めない代わりに、一人でも暮らせず、実家と一人暮らしのアパートを行ったり来たりする状態。衝動的な行為が年とともに穏やかになるのを期待しつつ、なんとか生き延びさせてあげるのが、医療者の務めです。

話は、夜勤で、私が追加の下剤を彼女にあげるところから始まりました。精神科の薬は、副作用として便秘をきたしやすく、患者さんの多くは下剤を併用しています。彼女もその例外ではなく、元からの便秘傾向と相まって、日々の排便コントロールにはかなり気を使っていました。

一つのことにこだわるとそこから抜け出すのが難しい彼女は、排便が思ったようにないと便が出るまでそればかり言い続け、不安定になります。

ただ、そのこだわり方はいわゆる便の話以外に関心が向かなくなる心気症《しんきしょう》の患者さんのそれとは違っていて、便の話を中心に、話があらぬ方へと展開してはまたそこに戻るところに特徴があります。

例えば、便の出が悪いと言っていたはずが、気づくと保険証がなくなった話に展開し、昔の職場でいじめられた話にいき、また便の話に戻る、といった風に。

境界性人格障害の人の話は、時によっては本当に何が言いたいのかさっぱり伝わりません。分裂病の人の理解不能な話と違って、内容自体はおかしくない。しかし、その脈絡が何とも不可解でとらえどころがなく、聞き手がその方向性をコントロールすることが非常に難しいのです。

病棟のベッド数は二九。夜間は病状も考えつつ夜勤者二人が分担してお世話します。この時私は担当する約二十名の患者さんの眠前薬を配っている途中でした。看護婦の業務の中でも、薬の配付は、患者の取り違えなど、もっともミスが起きやすい業務のひとつ。また、今か今かと薬を待っている患者さんがいる以上、一人の患者さんのところで延々時間を費やすことはできません。粘り強く話を聞くのが、私たちの主な仕事ではありますが、薬を配る時間はそのことに集中したいのです。

その日も、私はいつものように、希望する下剤の量を彼女に尋ねました。

「アローゼンを二つください。一つだとしぶるだけで出なかったから、昨日一つ半にしたんです。それで出たと言えば出たんですけど、想像していたように出なかったというか――。おなかはへこんだけど、すっきりしない感じで。おなかがへこむと、変におなかがすくので、それでさらにすっきりしないと、とてもつらいんです。二つにしてみたら、いいかもしれません」

言葉はやわらかいながら、まわりくどく、不思議なほど人をいらだたせる調子で、彼女は話し続けます。

「お忙しいところ時間をとらせてすみません」

と盛んに恐縮する割に、自分の言いたいことは絶対に曲げず、全て言い切るまで看護婦を離しません。真綿でじわじわと人を締めつけるような、不思議な怖さを彼女は持っていました。

不安は不安をかき立てて

最初は彼女のペースに飲み込まれ、他の患者さんのところに行けなくなっていた私も、時がたつにつれて少しずつこちらのペースでかかわれるようになっていました。

「この薬を配ったら、ナースステーションに戻ります。二十分したら、ナースステーションへ来てください。十五分程度、お話を伺いましょう」

こう言って彼女に薬を飲んでもらい、話をいったん切るのが、私のやり方。十五分と時間を切るのは、彼女の話はいくら話しても際限がないから。睡眠薬の効果で眠るためには、延々話を伺って興奮させるのはマイナスなので、最初から時間を区切ってお話を伺うのです。

アローゼン二包を手渡した後も、予想どおり彼女の話はエンドレス。私は最初から考えていたように、次の患者さんのところに行かなければならないことをやんわりと告げ、

「皆さんに薬を配ったら、ナースステーションに戻ります。二十分したら、ナースス

テーションへ来てください。十五分程度、お話を伺いましょう」

と約束してその場を離れました。

ナースステーションに戻るとすぐに、私は彼女が来るまでにしなければならない仕事を、手早く片づけます。

二十二時前後のこの時間は、定時の眠剤だけでうまく眠りにつけなかった患者さんが、追加の眠剤を取りに次々訪れる時間。うっかり違う薬を渡すことがないよう、追加の薬をわかりやすく並べておくことにしているのです。

「十五分」と時間は決めても、結局三十分以上話が続くのがいつものパターン。夜間二人の看護婦で二九人の患者さんを見る以上、一人の患者さんに時間をとるためには、それなりの準備がいるのです。

この日、彼女はいつもより遅い時間にナースステーションに来ました。いつも私がナースステーションに戻るのを待ちかねたように訪ねてくる彼女にしては、珍しいタイムラグ。その表情はこわばり、わなわなしています。いったい何事が起こったのかと、すぐに話を聞きました。

「私が、さっきいただいた下剤を飲んだ時に、隣の部屋の患者さんが病室に入ってきて、『下剤をたくさん飲んでいると、だんだん効かなくなる』って言ったんです」

彼女は興奮のあまり顔が青くなっていて、必死に感情を抑えていました。これを聞いただけでは、正直なところ、わなわなするほどの話ではないと思えます。しかし、排便のコントロールにナーバスな彼女にとっては不安をかき立てる言葉だったのかもしれません。そう考えて私は、心配ない理由を話すことにしました。

自分の言葉を否定されることに、彼女はとてもナーバスです。まずは不安に思っている気持ちを受けとめた上で、私は穏やかに言葉を続けました。

「下剤の中には飲み続けるうちに多少量を増やさないと効かなくなるものもあります。でも、あなたの場合は、薬の副作用もあっての便秘で、今後は少しずつ安定剤が減っていけば、便秘自体が良くなると思います。だから、長期間多量に下剤を飲むことを前提とした話は、当てはまらないでしょう。それに、もし下剤を長期に飲む場合でも、種類を変えたり、併用したりしていけば、効かなくなるということはありません。大丈夫ですよ。その方も、悪気があって言ったことではないでしょうし、ご自分の経験をお話しになったのでしょうが、人によって状態が違いますからね。それを信じて不安になる必要はないと思いますよ」

しかし、彼女は完全に視線が宙に浮き、私の言葉など耳に入らない風でした。相変わらず青い顔をしたまま、話を続けます。

「私の考えでは、下剤って、効く時もあれば効かない時もあって、その日の食べたものとか、おいしく食べたかとか、そうしたいろんなことで左右されるものだと思うんです。長く飲んだからとか、短い間に飲んだとか、そういうことではないと思うんです。

なぜ『長い間飲んでいると効かなくなる』なんて間違ったことを考える人がいるのか、私には理解できません。そんな間違った考えの人と一緒に治療を受けているのかと思うと、いらいらしてきます」

存在否定は自分にも他人にも

彼女との面談は一時間以上続き、彼女はひたすら同じ訴えを繰り返しました。最初私は、彼女が何に怒っているのかよくわかりませんでした。

彼女の言葉を聞く限り、その人の言葉で彼女が不安になったわけではないようです。聞いても自分の考えが変わらないのなら別に聞き流せばいいのに、と本音では思いました。しかし、彼女の怒りは静かに燃え立つばかり。やがて、その訴えは次第にエスカレートし、私を問いつめるようになってきました。

「下剤について間違ったことを言う人がいることを、先生や看護婦さんはどう考えているのですか？」

「そんな間違った考えの人をおいておく病院はおかしい。すぐに退院させてほしい」

話がここにきて、私はようやく彼女の怒りがわかりました。彼女の怒りは、間違ったことを言う人の「存在」そのものに向いていたのです。

彼女の言葉には、間違ったことを言った「ある人」個人への感情や、それを言われたことへの不快感といった人間関係のいざこざの生々しさはなく、「ある人」はすでに生身の人間の顔を失っているようです。実際彼女は、私に対して最後まで、個人名は告げませんでした。

私たちがふつう何かに怒りを向ける時、その存在そのものに怒りを向けることはまずありません。言葉の上で、「あんな人がいるなんて許せない」と言ったところで、その人がこの世に存在することを全否定するわけではない。それは結局のところ、個人対個人の感情だからです。

こうして考えてみると、あくまで人間関係の問題としてそれを調整しようとする私と、彼女の話がまるでかみ合わないのは、当然のこと。彼女にとって許せないのは、その人個人ではなく、そうした人の存在そのものだったんですね。

声を荒らげることはないものの、視線が定まらない目で、怒りを押し殺しながらつぶやく彼女は、さながら別の世界の人でした。私はといえば、ただただ、その話を聞くだけしかできません。なぜなら彼女の思考回路は私にとって、解釈はできても、理解することは不可能だったからです。

ただその時ふと思ったのは、彼女が生きていくのは、本当にたいへんなことなんだろうな、ということでした。「存在」そのものの否定に向かうのは、他人に対してだけではなく、おそらく自分に対しても同様だと思ったからです。

山ほどの眠剤を飲んだり、手首を切ったりしながら、彼女は自分の存在を必死に消そうとしているのでしょうか。存在そのものがむき出しになっている人生を生きるのは、あまりにたいへんなこと。厚化粧も可能な「顔」があるからこそ、私たちは人とつながり、自分をなだめながら生きていけるのかもしれません。

その夜はとことん彼女とつき合い、話を聞きました。忍耐のない私にしては珍しいことです。

それだけ彼女の持つ闇が、気の毒に思えたということでしょう。

第9章　ノーと言えるやさしさ

躁《そう》の人生とうつの人生の間で

一昔前、男女の関係において「耐える」のはもっぱら女性の役目でした。夫と別れたら最後、路頭に迷いかねない経済力のない女性には、男性のわがままを受け入れる以外に道がなかったのでしょう。

こうしたクラシックな関係は今もしばしば見かけるのは事実。しかしその一方で、「耐える男」が増えつつあることも、身近に感じるのです。

経済力ばかりか家事能力もきちんとある男性が、精神的に不安定な妻の暴言に耐え、時に暴力すら許してしまう。そのやさしさと寛大さには、もちろん感動はします。でもそのあまりにもやられっぱなしな状況を見ていると、

「この人も、自尊心を破壊されてしまっているんじゃないか」

「人を甘やかすことでしか、自分の存在を確認できないのでは」

「ノーと言えない未熟な人なのでは」

と、不安を覚えるのも本音なのです。

私がかかわった中で理解を超えてやさしかった男性は、三十代後半。少し年下の妻

が他の男性との間に作った二人の子供を自分の子として受け入れ、怒りをコントロールできない妻にしばしば包丁をつきつけられながら、会社勤めと家事を両立させていました。

当の妻は、「家事も育児も夫婦でシェアするのが当たり前」と言って、彼に家事を全て押しつけるばかりか、仕事に出るわけでもない。

「あなたは文化的な生活を楽しめない人」

「価値観が合わない」

と言っては、大学の公開講座やカルチュアセンターに通いづめ。その費用は全て夫が稼いでくる給料なのですから、同じ女性から見ても、彼女のわがままは、見ていて腹立たしいくらいでした。

このカップルは結局離婚したのですが、これも夫が耐えられなくなったからではなく、妻の側からの一方的な離婚要求によるものです。躁《そう》うつの波が激しかった妻は、躁状態の時に非常に気が大きくなり、

「あんたのようにつまらない男とは暮らしていけない」

と子供を連れて家を出、実家に転がり込んだのでした。

元から娘が大事で、手放したくなかった両親は離婚に大賛成。かわいい孫まで連れ

て帰ってくるとなれば、それはもう大喜びで、積極的に離婚に力を貸し、離婚が決まったというわけです。

しかし、いざ実家に戻ってみると、その激しい浪費とかんしゃくに親は耐えられませんでした。すぐに彼女を持て余し、その病的な激しさに、ある種の異常を感じたのでしょう。彼女を初めて精神科に連れてきたのは、両親です。

明らかな躁状態の彼女は、相変わらず気が大きく、病識《びょうしき》はゼロ。病院に連れてくるまでも、いろいろたいへんだったようでした。

そして、入院させる算段をあれこれしているさなか、躁からうつへと病状が変化した彼女は、今度は「死にたい」と盛んに言い始めます。入院を拒否する元気もなくなった彼女は、ここにきて、ようやく治療の軌道に乗ったのです。私たちと彼女とのかかわりは、ここから始まりました。

入院してきた彼女は最初焦燥感《しょうそうかん》が非常に強く、「自分の居場所がないから、死ぬしかない」と盛んに訴えていました。

焦燥感が強い患者さんでは、下手に気力が増すことで不安定さが強まるので、抗うつ療法をすぐに始めることはできません。鎮静剤を使ってまずは落ち着かせ、時期を見てうつの治療を始めることになります。

いても立ってもいられず、落ち着いて眠ることも食べることもできなかった彼女は、入院を待機していた二週間の間にかなり衰弱したのでしょう。本来ならば気が強く、派手目の美人なのでしょうが、今は三十代半ばには見えないほど老け込んでいます。

「殺してください。こんな母親では、息子もかわいそうです」

「死なせてください。夫も親も、私を嫌っているんです」

「誰も自分を愛してくれない。愛される資格もない。夫は帰ってきてくれない」

起きている間は、こう言いながら、医師や看護婦の後を追いすがり、大泣きするばかり。鎮静剤自体はそれなりに効果があって、見た目にはよろよろなのですが、とにかく一人になることが耐えがたいようでした。

医療者ができることできないこと

「せっかく薬が効いているのですから、今のうちに十分寝ましょう」

と、私たちは彼女をベッドに誘導しようとします。実際、今の彼女にもっとも必要なのは休養であり、眠った後の彼女は、少し思考がまとまっていました。しかし彼女は、がんとして応じず、ナースステーションの椅子に、ぐらぐらしながら座りっぱなし。

「だって、眠って何が変わるんですか？　眠ったって、私は起きればひとりぼっち。何にも変わらないんですよ！」

まるで酔っぱらいのようにくだを巻きながら、私たちにすがってくるのです。

「夫に帰ってきてもらいたい。離婚したいなんて、嘘だった。あの人の気持ちを確かめたかっただけなんです。夫を呼んで、夫を呼んで。もう一回やりなおしたい！」

こんな時私たちは、努めて冷静に彼女に接します。知らない人が見れば、もっと甘えさせてあげればと思うかもしれませんが、今以上に子供返りさせないことにも、気を使わなければならないからです。

また、いかに病気が絡んだとはいえ、離婚して実家に帰るという決断は、彼女自身がしたものなんですよね。

このように、躁状態の患者さんが思いきったことをやらかし、うつの時に死ぬほど後悔する、というのはありがちなパターン。ここまで未治療できた経過を考えると、本当に気の毒なのですが、すでに離婚が成立してしまっている以上、医療者が仲立ちに入っても復縁できるとは思えません。

いくら後悔しても後戻りできない以上、無責任な慰めは言えない状況だったと言えるでしょう。

「睡眠が足りないと人間は、それだけで混乱してしまうものなんですよ。状況は変わらなくても、気分が変われば、見方が変わるということはありますから」

そう言ってなだめ、ベッドに誘導し、手を握って眠りについてもらうのが、日々のかかわりでした。

約一ヵ月焦燥が続いた後に、彼女は完全に無気力なうつ状態になり、抗うつ剤の治療が始まりました。この間、両親は一度も顔を出さず、そのくせ毎日のように、「良くなりましたか」と看護婦に電話だけはかけてきます。

もちろん、家族の方にも都合はありますから、とにかく面会に来てくれ、と言う気はありません。ただ、このあたりは看護婦の勘。

「自分たちがかかわらないところで良くなっていてほしい」

「良くなるまで病院に預けておいて、悪い時期はかかわりたくない」

という本音が、ついつい伝わってきてしまうのです。

時々しか来ない家族でも、親身な人は親身。彼女の両親には残念ながら、その親身さが感じられませんでした。

入院後両親が来たのは、約一ヵ月半後。少し落ち着いてきたところで今後の治療方針を確認したいと、再三お願いしての来院でした。悲しい予想が当たって、やはり彼らは自分たちの都合を言うだけ。二人が交互に口を挟みつつ、医師と看護婦に言った理屈は、以下のようなものでした。

「あんなに浮き沈みが激しくては、これから先一緒に暮らしてはいけない。具合が悪くなったのは、結婚してからで、夫がかけたストレスのせいだろう。病気だったのなら、早く夫が病院に連れて行くべきだった。そうしたらここまで悪くならなかったはずだ。前の夫に責任をとってほしい。その意志を先方に伝えているのに、話し合いに応じないから、病院の方で、元の夫を呼び、病状を説明して、引き取ってもらってほしい」

この「理屈」を皆さんはどう思われますか？　いかに困り果てた上の苦《くる》し紛《まぎ》れとしても、あまりにも責任転嫁がひどすぎるのではないでしょうか。

責任のある関係を築くためには

それでも、これまで未治療の躁うつ病で、躁状態のあげくに言い出した離婚であれば、その事実を元の夫に伝えるまでは、医療者の領分かもしれません。そう考え、患者さんが落ち着くのを待って夫を呼び、話をしたのですが、予想どおり、復縁はかないませんでした。

「彼女とは友人としてつき合ってはいけると思いますが、もう一緒に暮らしたいとは思いません。今の穏やかな暮らしは、手放せません」

気の弱そうな元夫は、申し訳なさそうにそう言いました。この面談は最初医師と看護婦のみで行われ、意思を確認した後、本人も同席の上で、復縁が無理であることを告げました。

約二ヵ月の入院で、一時のパニックを脱していた彼女は、覚悟はしていたのでしょう。涙を見せつつも、それなりにあきらめがついたようでした。

「本当にやさしい人を怒らせたら、もう二度と元には戻らないんですね」

最後にこう言った彼女の言葉が、私の心に響きました。

しかし、彼が本当にやさしい男性だったのか改めて考えてみると、どうも釈然としないのです。

患者さんのわがままに対して異常に寛大な家族の中には、患者さんの不安定さと共存し、それを許すことにアイデンティティを見いだしてしまう「共依存的な家族」がいます。しかし、こうした家族の場合、家族自身もそのパワーに負けないくらい、エネルギッシュな場合が多いのですが、彼を見る限り、こうした「共依存家族」にありがちなパワーは感じませんでした。

ただただ気が弱かった彼は、本当に、妻の言うなりになっていたのではないでしょうか。そして、我慢の限界がきたら、終わり。酷《こく》な言い方になりますが、それは、一面でやさしさと見えても、結果的には無責任でしかありません。

今回の症例では、離婚を言い出したのは妻の方であり、彼には責任はないと見えます。しかし、彼の方にも限界が近づいていたことは、彼女に去られてから平穏な日々を過ごしているという事実から、容易に想像がつきます。

あのまま妻が離婚を言い出さなくても、おそらく結果は似たものだったのではないか。そんな気がしてならないのです。

本当に責任のある関係を築くには、自分に耐えられることと耐えられないことをきちんと伝えていく必要があります。修正不能になる前に、関係を微調整していく話し合いを持つことが、親密な関係では本当に大切なのではないでしょうか。

いかに病気があったとはいえ、やりたい放題だった彼女の結婚生活は、全てが病気のせいではないとも見えます。

彼女もまた、対話という点では、ものすごく未熟だったのでしょう。やりたい放題の妻と、我慢ばかりの夫はどちらも未熟だったと思えてなりません。

そして、彼女の両親もまた、すごく未熟な人です。悪いことが起こった時には、全て人のせい――。

私は普段、〝親の顔が見たい〟的な見方をしないように気をつけていますが、この時は本当に、「親が悪いなあ」と思いました。きちんと相手と対話し、自分の責任を引き受けていくトレーニングを、彼女は積み重ねることができなかったのです。

ただでさえ未熟な人格の人に、躁うつ病という大波が押し寄せたのですから、人格の未熟さは容易に露見するでしょう。

せめてしっかりした人格が形成されていれば、躁うつの波を受けても、もう少し持ちこたえられたのではないか。そう思わずにいられないのです。

結局彼女は一人暮らしになり、子供は元夫側で引き取ることになりました。実家の親に子供を見てもらいながら働くのが彼女の希望でしたが、両親が同居を拒否したため、やむを得ず、このような形となったのです。

子供を手放すのは気の毒でしたが、彼女に、子供を抱えて一人で生活していく力は、やはりなかったと思います。

最後の最後に、自分にできることとできないことの判断がきちんとできたという意味で、一番きちんとしていたのは、彼女だったのかもしれません。

彼女のこれからの人生が、少しでも生きやすいものになるよう、心から祈っています。

第10章　病気を忘れるのも生きる力

仕事を休むわけにはいかない

忙しい日常を送っていると、時には病気になってでも休みたいという気持ちになることはありませんか？　本当に病気と闘っている方には失礼と思いつつ、次から次に押し寄せてくる仕事に疲れ果てた時、弱い私などは、ついこんなことを思ってしまうのです。

でも、改めて考えてみると、なぜそんなにも無理して働くのでしょう。私の場合、自分が休んで仕事に穴をあけたら周囲に迷惑がかかるから、と即座に考えます。例えば、明日私は休日の日勤。勤務者は、自分を含めて二人です。もし私が今日の疲れを引きずって欠勤してしまったら、誰か一人代わりの勤務者を立てなければならないでしょう。

実際、交代勤務の看護婦は、熱が出ようと頭が痛かろうと、無理に無理を重ねて勤務に出てきます。これは、本来いい働き方ではありませんが、それだけ代理の利かない仕事をしているということが、どこか誇らしいのも事実なのです。

看護婦に限らず多くの人は、自分がいなくては仕事が回らないという自負を抱いて

働いています。実際、緊急入院が必要になった時、仕事を持つ患者さんが必ず言うのは、

「すぐに仕事を休むわけにはいかない」

主婦の方なら、

「家のことがあるからいったんは帰ります」

内科で働いていた頃、集中治療室を経て病棟に上がってきた四十代半ばの男性も、そんな一人だったのでしょう。仕事中に強い胸痛を訴えて来院した彼は、心筋梗塞《しんきんこうそく》で今にも危険な状況でした。しかし、当時大きな仕事をいくつか抱えていた彼は、入院をいったんは拒否。入院を勧める医師との押し問答は、かなりのものだったと聞きます。

結局彼が入院したのは、「少しでも動いたら命が危ないんですよ！」という医者の絶叫に応じてではなく、物理的に動けない状態になってしまったからです。重症不整脈から心停止を来《きた》した彼は、当然意識消失（要するに、心臓が止まったので）、外来での蘇生《そせい》騒ぎを経て、目覚めた時、彼はすでに集中治療室の人だったのです。

あの心停止が病院に着く前に起こっていたら、彼はきっと助からなかったと思います。もっと言えば、外来の診察用ベッドの上でだったから、助かったようなもの。そ

のくらい、彼が助かったこと自体、奇跡に近いことだったのです。

しかし、それだけ入院を拒否した人の割には、彼はリラックスした入院生活を送っていました。病棟に上がる際は強く個室を希望されたので、病室で仕事でもするのかな、と懸念したのですが、指示された安静をきちんと守り、いたって穏やかに日を過ごされたのです。

彼は看護婦一人一人のことを実によく見ていました。未熟者の私などは、自分の気づかないところを指摘されてどきりとすることがしばしば。そんな面でも、私には忘れられない患者さんなのです。

季節は梅雨でした。

「毎日雨で、嫌になっちゃいますね」

検温の時に話しかけた私の顔は、よっぽど沈んでいたんでしょう。彼は、恰幅《かっぷく》のいい身体を揺すって、本当に楽しそうに笑い出しました。

「宮子さん、本当に雨が嫌いなんだね」

「わかりますか？　本当に嫌いなんですよ」

「だって、本当に嫌そうに言うよ。勤務の日、雨だと。ご機嫌もちょっと悪い、かな」

どきり。看護婦として、なるべく機嫌のいい悪いは見せないようがんばってきたつもりなのですが、やはり、私の努力も自然の力の前にはかなわないようです。それ以来私は、雨の日の笑顔には、特に気をつけるようになりました。

休んだって、なんとかなる

それでもこの時は、自分なりの努力だけはアピールしたくて、私は言いました。

「雨が嫌いだから、私、傘をいっぱい持ってるんです。少しでも雨の日を楽しくしようと思って。夫からは、傘屋でもやるのかって言われてます」

「まじめだなあ。楽しくない日や、嫌いなものなんて、あってもいいじゃない。その日は、仏頂面して暮らせばいいじゃない」

こう言って、さらに大きな声で笑った彼ですが、私に気を使ってか、

「まあ、看護婦さんじゃそうはいかない、か。ただでさえ気が滅入ってる病人相手じゃ、明るい笑顔を振りまかなくちゃならないんだろうなあ。俺だって、看護婦さんの機嫌の善し悪しには、ちょっとナーバスだもんね」

と付け加えました。そして少し考えてから、突然真顔でこう言ったのです。

「でも、やっぱり、嫌だ、って気持ちを大事にすることも大切なんだよ。嫌なことをするのはそりゃあ嫌だけど、嫌なことを無理に嫌じゃないって思うことの方が、もっと嫌じゃない？　嫌なことを嫌と思いながら、嫌々やる。プライドが傷つくかもしれないけど、嫌と思う気持ちをなくすよりはいいんだよ、その方が。嫌な仕事やる時は俺、いつもそう自分に言い聞かせてる。建築やってて、『本当にこんな建物でいいのか』みたいな注文してくる客っているんだよね。でも、生活のためにはそれだってやらなきゃならない。それが嫌じゃなくなる方が、建築家としてはまずいって思うんだよね」

彼の言葉は、組織の人間として生きる私の心にも、非常に響くものでした。嫌なことをどれだけ嫌と思いながら、やり続けて、なおかつ人柄が悪くならないか。これは、雨の日の笑顔と並んで、私が彼からもらった大きな宿題です。

病室内歩行から、病棟内歩行へ。幸い再発作を起こすことなく、行動範囲が拡大し、経過は非常に順調だったと言えます。やがて毎日夕方になると建築事務所の部下が、仕事の伝達に来るようになりました。それでも短時間で打ち合わせは終わり。入院中の彼は、全てを部下に任せていました。

「こんなにのんびりさせてもらって、いいのかな〜って思っちゃうね。入院するまでは、自分が休んだらいったい仕事はどうなる、みたいに思っていたけど、休んだら休んだで、なんとかなっちゃうもんなんだね。頼りないと思っていた部下も、任せてみれば実によく働くよ。

先生の話だと、これからも生活に気をつけないとやばいって言うじゃない。四十七歳で隠居は無理でも、もう少し人に任せようかなって思ってるよ」

彼の言葉を聞いて、私もまた、自分の働き方を振り返ってしまいました。

改めて考えてみると、実際、仕事なんて本当に休まなければならなくなった時には、なんとかなるものです。欠員がいてスタッフの数が絶対的に足りない時でも、いざ深刻な病状で病欠が出れば、それはそれでなんとかやりくりがつく。「ここで休むわけにはいかない」なんて悩むのは、自分の意識の中では、まだ病状に余裕があると踏んでいるからなのでしょう。

具合が悪くても無理をしてしまうのは、穴があくとたいへんという状況以上に、自分がいないと職場がたいへんになるはずという自負のせいなのかもしれません。

懲《こ》りない人がいるのもいい

彼の言葉を主治医に聞かせると、若い男性の主治医は、本当に感動していました。

「入院してきた時は、意識がなくなるまで自分がいないといかに現場が困るか、大声でわめいてたんだよ。『俺の会社をつぶす気か』まで俺、言われたんだから。そばのおとなしそうな奥さんがはらはらしててさ。『このままじゃ死んじゃうかもしれないのよ。お願いだからあなた、入院して！』って言っても、『おまえは黙ってろ！』だからね。わめいてるのがぱたっと静かになったと思ったら、心停止だもん。その瞬間『ほら、言うこと聞かないから死んじゃったじゃない！』って言ったのが耳に残ってる。『ほれみたことか』って感じの言い方が、状況にミスマッチで、妙におかしかったな」

不謹慎にもその話を聞いて、私はくすっと笑ってしまいました。本当に緊迫した時の人間の言葉には、悲しいとんちんかんさがあります。入院を渋る夫に、妻は本当にいらだっていたのでしょう。その必死な思いが、このような言葉になって出てしまうところに、人間のかわいさ、切なさ、哀しさがあるのだと思います。

「まあ、再発作の可能性は絶えずあるわけだから、今までと同じ感覚で働いていたら命を縮めるよね。入院して、そのあたりをしみじみ考えてくれたのなら、本当に喜ばしいことだね。それがこの先続くといいんだけどね」

散々入院時に手こずらされた主治医は、そうそう簡単に、彼の変化は信じられないようでした。それは私も、同感。ただ、命拾いをした彼の価値観の変化を、多少は期待したい気持ちにはなっていたのです。少なくとも入院中の彼の言葉からは、そうした変化が十分期待できました。

しかし、その後、私の期待は見事に裏切られることになります。約三ヵ月の入院の後、退院した彼は、最初の一月《ひと》こそ自宅で静養したものの、次の月からは仕事に復帰。前と変わらぬオーバーワークを続けていると聞きます。結果的には、主治医の心配が正しかったことになりました。

「診察にも来ないで、奥さんが申し訳なさそうに薬だけ取りに来るんだよ。『このままでは長生きできないでしょうか』って、奥さんにしみじみ言われちゃった。そんなことないですよ、とは言えないし。とにかく受診だけはきちんとするように伝えてくれって言っておいたけど」

そして、久しぶりに外来受診に来た時、ばったり会った彼は、入院中の彼とはまるで別人。ひょうひょうとした雰囲気で、含蓄《がんちく》ある言葉を繰り出していた彼はそこになく、やり手バリバリ、ギラギラのオーラを発しながら、口から泡をとばして「忙しい」を連発していたのです。

「いや〜、退院してから大きなビルの仕事が決まってね。景気が悪いというのに、ありがたいことだ。若いもんは頼りないから、俺ががんばらなけりゃあ。もう忙しくて忙しくて、病院に来るどころじゃなかったんだよ。身体の調子もいいよ。働いているとうんと元気だ。他の人たちにもよろしく言ってくれ」

結局彼のワンマンが改善したのは、入院中だけ。考えたくないことですが、次の発作の時も彼は、心停止するまで入院を拒むのでしょう。結局彼は、元気になったら全て元どおり。弱っていた時に学んだはずの多くのことも、その後の生活には大して生かされないようでした。

しかし、そんな彼を見て私は、一方でほっともしていました。病気という体験を通して学び、ある種の悟りを開いていく人を見るのは本当に救われる思いですが、こうした懲りない人を見るのもまた、なんか安心できるのです。

病むことから人は多くを学ぶけれども、その学びの多くは、とりあえず危機が去ると、忘れ去られます。病気であったこと、病気であることを忘れるのも人の力。それはそれで人の生きる力なのかもしれません。

仮に再発作の可能性が高まったとしても、彼は彼らしく生きていくのが幸せなのでしょう。

第11章　弱ってこそ許し合える関係もある

病気であることに意味を見いだして生きる

健康な時には不仲だった夫婦や親子の仲が、病気という経験を経て穏やかなものになる――。これまでに何回となく、そんな場面を見てきました。さらに最近では私自身、父と母のかかわりを見るにつけても、こうしたことってあるんだなあと実感しています。

この数年、母は肺を、父は肝臓を患い、ともに私が勤める病院に入退院を繰り返しています。元気な頃は、別れる、別れないとしばしば大騒動だった二人ですが、最近では、お互いの身体を気遣《きづか》いつつ、程良い距離で暮らしています。

このような関係の変化の裏には、病を得たことで、父と母のものの見方、考え方が変わったという点もあるでしょう。

二人ともすっきりと治る病気ではなく、少しずつ進行する慢性病。加齢による衰えと併せて、元気な頃の価値観そのままに生きていったのでは、自分がつらくなってしまいます。そうならないように、病気であること、衰えていくことそれ自体にも意味を見いだしつつ生きていくのが、流行《はや》りの言い方を借りれば、「病人力」なのかもしれません。

また、病気が関係を変える要因としてもう一つ見逃せないのは、病を得た人に対するまなざしの変化です。相手が病を得、弱りつつあればこそ、水に流せること、許せることもある。散々好き勝手な生き方をして家族に拒まれていた患者さんが、いよいよ弱って、家族からそれなりにやさしくされているのを見ると、「もうここまで弱ってしまったんだから」という許し方があっても、いいんじゃないかと思います。

こうした見られ方を「同情するな！」と嫌がる人もいるかもしれません。でも、すぐに人を批判したがる狭い心を抱え、それでも人にやさしくありたいとけなげに生きる多くの人間にとって、同情は最後の切り札なのではないでしょうか。

そんなことをしみじみ感じさせてくれたのが、絵に描いたようなエリートコースをばく進し、元気な間は人を人とも思わない態度をとり続けた、五十代半ばの男性患者さんでした。

大手企業の管理職である彼は、身体の不調が出てからも決して受診しようとはせず、市販の胃薬で対処していました。そして、胃部不快から激しい胃痛へと症状が進んでも、妻の作る食事が合わないからだと、妻を責め続けたそうです。

そんな彼が病院の門をくぐったのは、完全に食べ物を受けつけなくなってからです。この時はすでに胃がんが食道の入り口をふさぎ、食物がまったく通らない状態。食べては吐いてを繰り返し、衰弱した彼はいよいよ出勤もままならなくなりました。これでは仕事に差し支えるからと受診を決意したのです。

もちろん彼の病状は、治って出社できるという段階ではありませんでした。本来ならば、食道をふさいでいるがんを取り除くためだけでも、手術が必要なところです。しかし、肝臓にも転移し、肝機能も非常に悪かったため、手術には耐えられないとの判断。点滴による栄養補給で延命しつつ、苦痛を取るため、内科への入院となったのです。

家族にやさしさを期待できずに

このように、彼は入院時から非常にシビアな状況でした。悪い経過をたどれば、一《ひと》月以内に死に至る可能性もあったので、家族にもそうした状況を納得してもらうため、なるべく面会に来てもらうよう働きかけました。

しかし妻は、週二、三回は来るものの、下着の着がえと汚れ物を入れ替えに来る程度で、さっさと帰ってしまいます。海外の大学に留学中の娘は、一度も顔を見せません。聞けば、三ヵ月以上も先の夏休みになるまで来ないとのこと。それまで彼の命がもつ保証なんて、どこにもありません。

そんな様子を見ていると、シビアな状況を家族がどこまでわかってくれているのか、医療者としては非常に不安です。逃げるように帰ろうとする妻をナースステーションに呼んでは、主治医とともに、患者さんの具合が日に日に悪くなっていることを、伝えていきました。

しかしそのたび妻は、「お任せします」を繰り返すばかり。

「吐かなくなったので、少し加減がよく見えます」と言う言葉も、なんとなく他人事のようで、何とも心許《こころもと》ない感じでした。

「嘔吐がなくなったのは、絶食にしているからです。がんそのものが良くなったのではありません。むしろ肝機能は悪くなっていて、血が固まらなくなっているので、もしがんから出血があれば、持ちこたえられないでしょう」

医師の説明にも、うなずくだけで、彼女は淡々と帰っていくのでした。

「完全に冷えきっている感じだね。まあ、病状さえきちんとわかっていてくれれば、こっちとして手落ちはないんだから。その上でどんなかかわりを選ぶかは、家族次第なんだから」

面談に同席した先輩看護婦は、自分を励ますように、こう言って、周囲の同意を求めていました。

妻の態度に不安を感じつつも、私たちは妻に多くを求められないこともわかっていました。残念なことに、実際彼は、人から愛されるタイプの人ではなかったと言えます。彼は看護婦に何か頼む時も、非常に尊大な態度でした。何かしてほしいことがあると、そのものに向かって顎《あご》をしゃくり、「どうも」でもなければ「よろしく」でもないのです。

もちろん、具合が悪くてものを言う元気もない人が、目でものを頼むことはあります。それに対して私たちは、なんの悪感情も持たないでしょう。しかし、それとはまったく違う年季の入った尊大さが、彼の態度にはありました。

妻に対する態度はさらにひどく、顎を背中に向けてしゃくっては背中をもませ、もみ方が悪いと身を揺すってやめさせる。そんな場面を目にすると、妻が彼の元から一刻も早く離れたい気持ちも、わかる気がしました。

寄り添えなかった夫婦が寄り添った時

そんな妻が彼の元にとどまるようになったのは、彼の意識が混濁してからです。出血などの大きなアクシデントはなく、日に日に衰弱が進む形で、彼は死に近づいていきました。

入院から約三ヵ月。彼は完全に寝たきりで、視線は宙をさまよい、口の中でぶつぶつ何か言う声も、聞き取れなくなっています。全身が黄色いのは、黄疸《おうだん》のせい。これ以上やせられないほど、身体はやせていました。

この頃になると妻は、朝から夕方まで、彼のベッドの脇で過ごすようになりました。「お任せします」と言っていたあの頃同様無表情な顔のまま、唇を湿したり、手を握ったり。

「こんなに弱ってしまっては、しかたないですね」

と繰り返す言葉には、何とも言えない哀しい響きがありました。

その場面を見た当時は、彼女の「しかたない」は、夫の死が避けられないことを自分に言い聞かせる言葉として、受けとめた私です。しかし、両親を含め、病を得て許し合う人と人の関係をいくつも見てきた今、改めて思い返すと、彼女の「しかたない」は、ひたすら自分に対して向けられたものであった気がしてなりません。

長いこと夫に寄り添うことのなかった彼女は、気持ちはあっても、寄り添い方がわからなかったのではないでしょうか。また、そこにくるまでに彼女が夫から受けた心の傷を思う時、どれだけ彼女が複雑な気持ちだったことか——。想像すると、闇に足を踏み入れるような気持ちになります。

人間は、人を許しきるほどやさしくもなければ、憎みきるほど残酷にもなれない、本当に半端な存在です。憎みそうになる自分をなだめ、許す自分を悔しがる自分をなだめるために、彼女はただただ、「しかたない」と繰り返したのではないかと思うのです。

そんな彼女の前で衰えていく彼には、もう彼女の姿も見えないようでした。合わない視線を宙に漂わせては、何かをつかむように手を広げるだけ。そんな時間もやがては短くなり、半開きの目のまま、不規則な呼吸だけが響くようになりました。

個室に泊まるようになった彼女は、夜も横にならずに彼に付き添っていました。

「少し横になったらいかがですか」

「ありがとうございます。適当に横になりますから大丈夫です。座っていても、うとうとしていますし」

最後の一週間はほとんど眠らず、それでも彼女は、乱れた感じをまったく見せません。その姿は、二人の硬い夫婦関係を、うかがわせるものでした。

オリオン書房
上 石 神 井 店
TEL：03-5903-6911
毎度有り難うございます。

2010年06月08日（火） 18時52分

4062762293

看護婦が見つめた人	¥448
小　計	¥448
外税	¥22
合計	¥470
現金	¥500
お釣り	¥30

上記正に領収いたしました

店：0000000031 レジ：01-00 #26912
99 アルバイト４９ MK：0000

彼が亡くなったのは、明け方で、最初に見つけたのは妻でした。結局娘は間に合わず、他の親戚も来ない、妻だけの看取《みと》りだったそうです。一瞬遅れて、心電図の異常に気づいた看護婦が部屋に駆けつけると、彼女はすでに、全てが終わったかのように、片づけものを始めていたと言います。

「冷たい感じじゃなかったです。すごく、悲しそうに片づけをしてました」

その場に居合わせた新人の看護婦は、あとから、不思議そうな顔でこう言っていました。そんな人間の気持ちの不思議さをたくさん見ながら、彼女もこれからいろいろ悩み、変わっていくんでしょう。彼女の屈託のない顔を見ながら、私はついついちょっと偉そうなことを考えてしまいました。

たいそう見栄っ張りだった彼にとっては、徐々に弱っていく姿を人に見せるのは、耐えがたいことだったかもしれません。入院し、すぐにターミナル期になっていた経過は、あまりに気の毒でした。心の整理をつける間もなく、意識が混濁していったのも、不幸なことだったと思います。

しかし、その一方で、私はこうも考えるのです。彼が弱っていく姿を見せたからこそ、彼女も彼のそばに寄り添ったのではないかと。酷な言い方になりますが、弱っていく過程を見せることでしか、許してもらえない人というのも、時にはいるのかもしれません。

そして、たとえ心から夫を許すことができず、「しかたない」とつぶやきつつその場に居続けたのだとしても。彼が亡くなる時一人ではなかったことを、何より喜んであげたいのです。

あたたかい生き方をしてきた人は、たとえ亡くなる時一人でも、その最期はあたたかいでしょう。でも殺伐とした生き方をした人が一人で死んでいくのは、あまりにも淋しすぎるからです。

第12章　リラックス強迫の悲劇

キーワードは「今すぐ」と「もっと」

日本人は働き方にゆとりがないとはよく言われること。私自身、仕事を一人で抱え込んではあくせく走り回る質《たち》なので、その感じは実によくわかります。しかし、精神科で働くようになって、ちょっと開きなおるようになりました。それは、ゆとりがないことそれ自体が病気である患者さんを見ていると、なんとか社会生活を送れている人はそれなりにまだゆとりがあるんだろうなあ、と思うようになったからです。

精神科におけるひとつの概念として、「強迫性《きょうはくせい》」というものがあります。これは、自分でもそのおかしさに気づきながらも、どうしてもやめられないせっぱつまった行動とでも言えばいいでしょうか。不潔恐怖症の人の手洗いなどがその典型でしょう。もう手はきれいだとわかっていても、さらに洗わずにいられない。そのうち手はあか切れだらけになり、そこに石鹸がしみて飛び上がるほど痛むようになります。

私の目から見ると、強迫性のキーワードは、「今すぐ」と「もっと」。患者さんたちは、何かひとつ思い込んだら、それを今すぐしないと気がすまないし、「もっと」しないと気がすまない。そしてその「もっと」はどんどん膨《ふく》らみ、得られる満足はほんの一瞬。そのすぐ後から、次のテーマがわいてくるのです。

ある二十代後半の女性はその強迫的な行動が、生活の全てを支配していました。「○○しなければならない」とひとたび思い込むと、まったく待つことができず、周囲が辟易《へきえき》するほど我を通します。きびしくしつけられた良家のお嬢様だけに、表面的な品の良さと、その我の強さのギャップは、あまりにも大きいものでした。

そして何より気の毒だったのは、彼女が強迫的に求めたものが、「日常の楽しみ」「リラックス」「団らん」といった、本来「強迫性」とは相容れないものだったこと。これらを求めて強迫的にがんばる彼女の姿は、何とも言えない哀感が漂っていました。

大手企業のサラリーマンと結婚した彼女は、入院当時結婚二年目。短大を出てから家事一般を学ぶ海外の学校に短期留学していた経歴から察するに、良き主婦になることは、両親から与えられた課題だったと言っていいでしょう。実際結婚してしばらく、彼女は三度の食事から掃除まで、完璧にこなしていました。

親の援助もあって購入した一戸建てはいつもきちんと整理され、だんなさまが帰宅すればおいしい料理が待っている――どこから見ても恵まれた、若夫婦の生活がそこにありました。

しかし、そんな生活の中で彼女は、家を片づけるために一日中家を走り回って憔悴《しょうすい》し、徐々に生活が立ちゆかなくなっていきます。一人の時は食事もとらずに家事をするため、がりがりにやせ、心配した実家の親に連れられて内科を受診。回り回って精神科に入院して静養することになったのです。

入院してきた時、彼女は病歴を尋ねる私にこう打ち明けました。

「とにかく私は、幸せなのです。夫もやさしいし、生活も恵まれているし。なぜこんなになってしまったのかわかりません」

憔悴しきった表情で、彼女は言いました。その表情からは、とても「幸せ」な雰囲気は感じられません。

「私の楽しみは、夫の帰りを待って、あたたかな雰囲気で夕食をとることです。でも、のんびりと二人でいい食事をするには、それまでに全ての家事が終わって、家の中がきれいになっていないといけませんよね？　食事をするには、リラックスしないと。でも、次に何かしなければいけないことがあったら、リラックスできないでしょう？」

実際彼女の感覚は、共働きを十年近く続け、家がとっちらかっても平気な私とは、根本的に違っています。聞いている私の本音を言えば、じゃあ毎日二人であくせく働いているうちなんてどうなるんだぁ～！　ってなもんです。でも、こうした場面での私には、反論は禁物。私の仕事はまず、彼女の今の状態を知ることで、別の角度からの考え方を提案するのは、十分関係ができてからですから。私は、ちりちり痛む胸をなだめて、大きく頷きながら、話を聞き続けました。

「団らんは家庭の基本だと思います。夕食までに全ての家事を終えようと思うと、どうしてもあわただしくなるのです。次第に何から手をつけていいかわからなくなって、パニックになってしまうんです。結局家事が何もできなくなってしまって、夫にも迷惑をかけて。本当に申し訳ないと思っています」

ちなみに、こうした感覚の違いについては、その違いをきちんと自覚し、自分の物差しで人を測らなければそれでいいのです。三十代半ばになって、こうした患者さんとの感覚の違いを客観的にとらえ、楽しむ余裕が出たのはありがたいことだと思います。

一通り話を聞き終わったところで、私は一つだけ感想を伝えました。

「リラックスした楽しい団らんのために、リラックスして日常が送れなくなっているみたいですね」

彼女ははっとした表情を見せたあと、取り繕《つくろ》った感じの笑顔を見せました。

「そうかもしれません。でも、主人は本当に疲れて帰ってくるので、いいコンディションで出迎えてあげたいんです。私は家を守るのが仕事なので。リラックスした家庭を作るために、私自身がリラックスする方法について、いろいろ勉強してみたんですけど、今回は役に立たなかったのかもしれません」

自分の善意に酔うばかり

家事をしなければならない環境から逃れたことで、入院当日から彼女はいたって穏やかになりました。そして持ち前の華やかさと人当たりの良さから、彼女はすぐに、他の患者さんとも打ち解けるようになったのです。そして、病院生活になじむほどに、徐々に強迫的な行動も、顔を出し始めたのです。

ある時彼女は、うつ状態がひどくてベッドから起き出せない同年代の女性患者さんのベッドに張りつき、ある本の読み聞かせを始めました。それは、読むと気持ちが楽になるという物語を集めた本。多少気力のある時に自分で読むなら、気持ちも楽になるでしょう。しかし、その時の彼女はうつがひどく、人の気配がするのも苦痛な状態だったのです。

かといって、拒否する元気もない彼女は、ただただそばで本を読まれるがまま。ただならぬ気配に他の患者さんがナースステーションに駆け込み、私たちの知るところとなったのです。

ベッドに行ってみると、そこには強迫的に本を読み聞かせている彼女の姿がありました。

「何をしているの？」

「あ、看護婦さん。この本は、心が癒されるとてもいい本なのです。読み聞かせると、読んでいる方も、読んでもらう方も、いい気持ちになるのです」

一方的に聞かされている相手が硬い表情で横になっているのにも気づかず、彼女はただただ自分の善意に酔っているばかりでした。私は正直その身勝手さに腹が立ち、注意する言葉も、ちょっと厳しくなってしまいます。

「少し元気が出ている時ならば、聞かせていただいてうれしいかもしれませんが、この患者さんは今、いろんな意味で安静が必要な時なんです。カーテンを引いて一人で静かにしている患者さんのエリアに入り込むのはやめていただきたいと思います」

私の注意に対して、彼女は本当に驚いた風で、表面的には引き下がりました。

「ごめんなさい。出過ぎたことをして」

しかし、あくまでも自分の正当性を主張することもやめません。

「手を握ってあげるのもいけないのですか？　ただ寝ているよりも、人の気でリラックスさせてあげることも大事ではないですか？」

「アロマテラピーならばいいですか？　においがベッドに届くのもいけないのですか？」

「読み聞かせることで、私もリラックスできるのです。人を癒すことで、自分も癒されるのが、人間の関係ではないのですか？」

結局のところ、彼女は自分のことしか考えていないのでしょうか？　私はそれ以上言っても無駄だと思い、議論は避けました。

「とにかく、他の患者さんが休んでいる時には、そっとしておいてあげてください」

私は再度念押しして、部屋を出ました。

もう少しゆるやかな生き方を

その後も彼女は看護婦の目を盗んでは、他の患者さんをリラックスさせようと、密着を繰り返しました。

注意されるたびに彼女は、医療者から悪く思われまいと、山のような言い訳の手紙を渡してよこします。行動は改めなくとも、評価だけは気にする。万人から良く思われたい。これは、多くの神経症の患者さんの共通の心理と言えます。

そんな日々の中でも彼女はそれなりに休養し、約二ヵ月で退院していきました。気の毒だったのは、彼女がその人のためにいい家庭を作ろうとがんばった彼女のパートナーが、治療にはおよそ非協力的だったこと。退院日を決める時に一度だけお目にかかりましたが、無表情であたたかみのない男性でした。

医師の説明を黙って聞いていた彼は、表面的には礼儀正しく、いかにも無理なくエリートコースを歩んでいるという印象。このような問題がなければ、それなりにいい夫と見られて不思議でない男性です。

しかし、このような状況では、人間の懐の大きさ、あたたかさが問われてしまいます。

「先生が良くなったと言われるならば、それでけっこうです」

退院を受け入れた彼の言葉は、この一言。こりゃあ前途多難だ、と誰しもが感ずることでしょう。

そんな男性を前にしても彼女は、強迫的に、あたたかい家庭について、自らの幸福について熱弁を振るいます。その姿はあまりに痛々しいのですが、さらに気の毒なのは、その痛々しさに、彼女自身がまるで気づいていないことでしょう。

彼女が作っているはずのあたたかい家庭は、いったいどこにあるのでしょうか。「こうあらねば」という強迫的な思考が、視野を狭くした結果、現実さえも見えなくなってしまった悲劇が、そこにあるように思えました。

これは、彼女の根深い思考過程の問題であるだけに、単なる生活への不満足という見方をする気にはなれません。理想を言えば、彼女は家庭以外に生きがいを見いだせたらラッキー。でも、そうならない、なれないところに、悲劇があるのだと思います。

彼女とその周辺の人たちを見て、日本にもまだ階層というものは確かに存在するのだと、直感的に思ったものです。女性にとって労働が善でなく、良き夫に恵まれることが幸せとする文化は、今も確かに存在するのですね、きっと。彼女の場合、そうした世界に生まれてきてしまったことが、今の状況につながっている気がします。

「こうでなければならない」という枠が狭く強いほど、強迫性は育ちやすい。もうちょっといいかげんでゆるい生き方ができる環境に生まれていれば、彼女ももう少し楽に生きられたでしょうに。

なんか心に重いものが残る出会いでした。

第13章　人間に内在する暴力的なもの

妄想の中に潜む現代的テーマ

一般に精神科というと、すぐに暴力的なイメージを持たれる場合が少なくありません。それは患者さんに対するイメージであることもあれば、時に看護者へのイメージでもあります。ただ、私自身について言えば、患者さんから身体的な暴力を受けたことはほとんどありません。

私が働いている病棟は、精神科単科の病院に比べると、穏やかな患者さんが多いだろうとは思います。暴力を振るうような激しい患者さんはまずおりませんし、そうしたことがあれば、専門の病院へ転院していただくことになっています。これは、総合病院の中の開放病棟という環境や、男性看護職がいないことを考えれば、やむを得ない限界とも言えるでしょう（ただし、身体に危害を加えられない暴力に関しては、転院の範囲外。言葉の暴力によって傷つけられるのは日常茶飯事です）。

このように、直接暴力の被害に遭うことは少ない私なのですが、この科に三年いて、「暴力」という言葉がすっかり身近になったことは確かです。精神科＝暴力というとらえられ方に反発を感じる反面、暴力というものは、人間にとって本質的な問題のひとつなのかなとも思うようになりました。それは、暴力が、妄想の主たるテーマのひとつだからです。

精神分裂病などで妄想のある患者さんの場合、その妄想の内容がハッピーな状況であることは、非常にまれです。私がこれまでにかかわった患者さんでは、ハッピーだったのは一人だけ。

彼は第六世代のコンピュータを発明し、彼が信仰する宗教の偉い人に表彰された妄想の世界に暮らし、日々ニコニコ暮らしていました。

圧倒的多数の患者さんの妄想は、非常に不幸なものです。患者さんたちは皆だまされたり、欺《あざむ》かれたり、レイプされたり、焼かれたり、殴られたり、暴力団につけ回されたりしているのです。

また、その妄想には不思議なまでに時代性があります。オウム真理教の問題が騒がれた時は、「オウム呼ばわりされて虐待され」たり、「サリンを家にまかれる」人が出ますし、インターネットばやりの今では、「インターネットで自分の噂が世界中に広まっている」と信じている人が出てくる。

単なる妄想として片づけられないテーマ性が、そこには感じられます。それだけに、妄想の中に繰り返し出てくる暴力が、私は気になってなりません。

自分はいつも被害者

ある六十代後半の女性患者さんは、その年齢になるまで、「ちょっと被害妄想的な変人」として下町で暮らしてきました。しかし、彼女をうまくなだめてきた夫が亡くなってから、周囲がその異常性に手を焼くようになり、病状が明らかになったのです。

彼女を病院に連れてきたのは、近所の女性。

「とにかく、いろんな人の家に上がり込んでは、自分のお金を返せって言うのよ。家にゴミをため込んで捨てようとしないから、寝るところもないありさまだし。とりあえず落ち着くまで入院っていうことにしてくださいよ。近所中が困っているんですよ」

身内のいない彼女を受け入れはしたものの、すぐに私たちは行き詰まりました。落ち着き先を探すのは、難しいことと覚悟はしていたのですが、それ以前に病状がなかなか落ち着かなかったのです。

彼女の妄想は全て自分がひどい目にあっているというストーリー。その加害者は最初、近所の人や、亡くなった夫が中心でした。

そうした人たちが潜んでいる場所を探そうと、他の患者さんの部屋に入り込んだり、ベッドをかき回したり。コート一枚入るか入らないかの厚みしかないロッカーや、小さな引き出しの中まで疑い深い顔で確認するところを見ると、妄想の世界には大きさの概念はないのかもしれません。

「亭主が殺しに来る。近所の○○さんとできてるのよ。私がじゃまだからね」

だから眠ることはできないと、夜中騒ぐ彼女に、夜勤の看護婦は毎晩てんてこまい。眠剤を飲ませても夜中騒ぎ、寝るのは明るくなってからという日が続きました。

「夜寝ないで騒いで朝になって寝て、日中寝るから、夜なお眠れない悪循環だね」

私たちは、知恵を絞って、医師と相談しつつ薬の時間をずらしたり、量を調整したりするのですが、うまくはいきません。

鎮静しても、呂律《ろれつ》が回らず何を言っているかわからなくなるだけで、言っている内容はどうも変わっていないよう。妄想の勢いに治療は後手後手《ごてごて》に回り、落ち着かない日々が続きました。

こうした時に一番困るのは、妄想自体が収まらないのに、薬のせいで身体の動きが悪くなってしまうことです。呂律が回らないというのもその症状のひとつなのですが、妄想に駆られて動き回ろうとするのに、動きが悪いため、この時期は転倒による事故が非常に起きやすくなります。
また、高齢の患者さんでは、この時期に寝たきりになると、そこからの回復は非常に長い時間を要します。彼女の場合も、六十代後半と決して若い年齢ではありませんから、何がなんでも寝たきりにはしたくないと思いました。
だからこそ、食事の時間にはなるべくナースステーションに連れてきたり、状態のいい時には入浴をしていただいたり。そこには、少しでも生活パターンを整えることで、現実の世界を感じてもらいたいという思いもありました。

マニュアルどおりの対応が有効な時も……

精神科看護のテキストには、妄想の世界に引きこもっている患者さんに根気よく働きかけ、コミュニケーションを深めていった看護婦の話がしばしば出てきます。実際、こうしたうれしい場面もあるから、この仕事はやりがいがあるのですが、必ずしもこのような成果が上がるとは限らないのが、難しいところ。この症例では、私たち看護婦が濃厚にかかわればかかわるほど、彼女は私たちを妄想に取り込んでいきました。

ある時、ナースステーションで彼女の食事介助をしていると、突然彼女がわめき始めました。この時はやけにはっきりした口調で、看護婦たちの暴力を挙げ連ねたのです。

「さっきの看護婦は、私を殴った。お金をとっていった上に、命乞いする私を殴った！」

さっきの看護婦とは、肥満体の彼女の身体を必死に起こし、車椅子に乗せた先輩看護婦のこと。

「やっぱり年かしら。夜勤がつらいわ」

と苦笑いしながら車椅子を押してきた彼女の顔を思い出し、私は思わず顔が引きつりました。そこに彼女が居合わせなかったのが、せめてもの救いでした。

「そんなことを言わないでください。私もそばにいましたが、決してそのようなことはありませんでしたよ」

妄想に対しては、その内容に対してコメントせず、つらさに対して共感するのが鉄則。それでも、あからさまな個人攻撃をする彼女の口汚さは聞くに耐えなくて、ついついこのような反応をしてしまったのです。

私が反論したことで、彼女はますます気分を害したのでしょうか。その攻撃は程なく私にも向いてきました。

「それはあんたもぐるだから。ここは婦長も主任も、私には冷たい。まるでリンチだよ、ここの扱いは。医者だって、私が袖の下拒《こば》んだら、入れたっきりで見に来やしない」

私はただただ、彼女の怒りが静まり、食事を始めるのを待つだけ。

「そのように感じるのですね。それじゃあ、つらいですね」

ただ機械的に、教科書どおりの言葉を繰り返すほか、私にはなすすべがありませんでした。

気持ちのこもった言葉を発しようとすれば、いたわりだけでなく、怒りも混じってしまいそうだったからです。マニュアルどおりの対応には、感情を排除する効果があるのだなと、この時は漠然と感じました。人と人として心の通い合うかかわりをしたいのは当然ですが、それが望めないばかりか、耐えがたいことを言われる時、私たちは自分の心を閉ざすしかないこともあるのです。

心の通い合うかかわりが望めない

また、妄想の対象が身近な人に向いていくのは、彼女に限ったことではありません。彼女の場合も、入院前は、夫や近所の人といった、自分を守ってくれる人たちが、攻撃の対象になってしまいました。このようにして、妄想は、患者さんの居場所をどんどん狭め、周囲の協力すら断ち切ってしまうのです。

「何より一番つらいのは患者さん自身なんだよなあ」

彼女とかかわった勤務の終わりには、こう思って自分をなだめたものでした。

それにしても、患者さんはなぜ、妄想の世界で殴られたり蹴られたりしてしまうのでしょう。病歴の長い患者さんであれば、その病気故に受けた社会的な虐待がそうさせるのだ、という見方もできるかもしれない。でも、発症して間もない患者さんまでが同様となると、話が違ってきます。

やはり、人間の根元的な恐怖として、暴力を振るわれることがあるのではないでしょうか。そしてそれはおそらく、その患者さん自身が心に秘めている衝動でもあるのではないかと思います。なぜなら人間は、自分が考えつかないようなことを恐怖したりはしないからです。

暴力を振るわれたと言い続ける患者さんの頑固さには、想像を絶するものすごいマイナスの力があります。私自身、暴力を振るわれたとわめく彼女に対して、これまで感じたことのない混乱を感じ、いつになく口調が厳しくなったのが忘れられません。

この時の私は、しみじみ彼女がこわかった。暴力の妄想にとりつかれた患者さんは、それが被害者の立場の妄想であっても、暴力それ自体の強さを体現しています。その暴力性に対する恐怖に反応して、自らの暴力性と向き合わされるような……何とも不思議な気持ちになりました。

こうした場面を思い返すにつけても、攻撃性の強い患者さんのお世話には、きちんとした教育を受け、資格に守られた人間があたった方がいいだろうなあ、と思います。資格は、患者さんとお世話する側の距離を程良く保ってくれる、シェルターのような働きも持っています。これなくして患者さんとかかわったら、私だって、暴力と向き合うことに耐えられず、暴力的になってしまうかもしれません。

最近、駅や電車、飛行機の中などにおける、客の暴力の問題が、時々取り上げられています。アメリカの高校では、高校生が銃を乱射し、多数の死亡者が出ました。世界のどこかでは、戦争が必ず起こっています。

やはり人間は暴力的な存在。その事実を認め、衝動性を抑えて生きることを、私たちはもう一度考えなおした方がいい気がします。

第14章　親を拒絶して生きていくしかない

頭が固くてもやわらかくても親との関係はたいへん

私から見ると、精神科疾患も、他の身体疾患と同じように、患者さん自身の弱点と、環境がかみ合った時に発症するように見えます。

精神科疾患というと、すぐに「環境のせい」「親のせい」とばかり言うのも、短絡的。これでは、責任を負わされた家族が、たまらないことでしょう。精神科に移ってからというもの、親子の関係について考えさせられることが、ますます増えました。

それにしても、子供にとっていい親ってどういう親なのでしょう。これは考えれば考えるほどわからなくなります。私は子供がおりませんから、親の立場のことはわかりません。その分、親になると忘れてしまうような、子供の微妙な気持ちは、未だに生々しく、親との関係に悩んでいた自分を思い返すのです。

学生時代、私が親との関係で抱えていたテーマは、「物わかりがよく、進歩的な親からいかに自立していくか」ということでした。

一見ものわかりのいい親が子供にとっていいとは限りません。子供から好かれたい、受け入れられたい、ずっとずっと仲のいい親子でいたいと望む親は、時に子供の成長を妨げる、要注意の存在です。

私の場合、母自身が自立志向の強い女性でしたので、子供の成長を阻害することはありませんでした。しかし、あまりに反抗の余地のない親である分、親離れのきっかけをつかめず悩んだことは多かったですね。

ここまで書いて、子供って本当に贅沢だなあ、としみじみ思います。頭が固い親も嫌、やわらかすぎる親も嫌では、「親はいったいどうすればいいのっ」と逆ギレされそうですよね。

それでも、いい親の答えは一つではなくて、割合に幅のあるものだという気がします。長い目で見れば、小競《こぜ》り合いはあっても、相性が良ければうまくいくのだろうし、相性が良くなければ、うまくいかない。こんな不確定な要素も、親子関係にはあるのではないでしょうか。

だから、患者さんの親子関係を見る時、一番気をつけているのは、狭い基準で判断しないということです。なぜわざわざそんなことを言うかといえば、看護婦は、患者さんの側に立つのが仕事なので、気をつけていないと、世間と一緒に家族を責める側に立ちかねないところがあるんですよね。

「親子は相性。いい親、悪い親のレッテルを簡単に貼ってはいけない」と自分に言い聞かせ、「いい親」「悪い親」と簡単に決めつけないようにしています。

それでも、明らかに生育歴の問題から異常を来《きた》している場合もあるので、そこが微妙なところです。おまけに、「自分の責任では」と落ち込む親に限って、子の病気が環境に関係ないものであり、もっと自分を振り返ってほしいと思う親に限って、まさに親そのものが病因だったりするんですよね。なんたる運命の皮肉。何事も、自覚がないほどこわいものはないということなのでしょうか。

時に「壊れた親」を目の当たりにすると、子供は親を選べないという言葉の重さをしみじみ感じます。そんな、「はずれた親」の元に産まれた子供はどう対処すべきなのでしょうか?

トラブルは、異常な詮索癖《せんさくへき》から

ある四十代後半の女性は、慢性的な抑うつ気分と、自殺願望を訴えて入院してきました。聞けば、三十代から、同様の症状でいくつかの病院を転々としているとのこと。私の勤める病院には初めての入院でしたが、経過からも予想されたとおり、誰と同室になってもトラブルが絶えない、非常に難しい患者さんでした。

トラブルの原因は、彼女の異常な詮索癖です。狭い病棟の中で、限られたスペースの中で生活していれば、嫌でも知りすぎたり、知られすぎたりはするわけですが、彼女の他患者への干渉は、明らかに常軌を逸していました。

同室者の留守中に、日記を盗み読んだり、面会者との会話を盗み聞きしては、他の患者さんにそれを吹聴。そんなことをしたら、話が回り回って私たちの知るところになるに決まっているのに、それでも彼女はそれをやめることができません。

注意されるたびに、「ついつい見てしまった」「つい聞こえてしまった」としらばっくれ、「以後気をつけます」と言っては、同じことを繰り返す。何度目かの注意で、ついに主治医から退院を強く勧められる羽目になりました。そして、ひとたび退院が決まると、これまで医療者に対しては取り繕っていた仮面が剝げ、医師と看護婦を無能呼ばわりし、ののしりながら退院していったのです。

彼女は、自称「うつ」でしたが、単純なうつではありません。人との適切な距離がとれず、プライバシーにずかずか入り込んでは、ひんしゅくを買う。それは病院にたどり着くまで、延々と彼女が続けてきた、人間関係の形だったのです。

その詮索の矛先《ほこさき》は、当然のように身内にも向いたのでしょう。離婚歴は三回。もちろん、離婚それ自体が悪いとは思いませんが、彼女の場合、やはり人格的な理由が大きかったことが予想されます。

なぜなら、現在の彼女が抱える問題は、ここ数年のうちに突然起きてきたものとは思えません。若いうちから今のような問題を抱えてきたと考えられるからです。

彼女には、それぞれに父親が違う三人の娘がおり、今は下の二人と一緒に暮らしています。一番上の娘は、母親に反発して家を飛び出し、今は別暮らし。働きながら、定時制高校に通っているそうです。

「一番上の娘はぐれて、出て行っちゃったのよ。下の子二人はいい子なんだけど」

彼女は手下のように従えた若い患者さんに、よくそんな話をしていました。

時には親を拒否することも必要

面会に来るのはもっぱら同居している二人の子供たちでしたが、彼女たちを見るのが私にはものすごい苦痛でした。二人とも、いかにも「ゆるんだ」感じの中学生と高校生。脱色しすぎて白ちゃけた髪や、お尻が丸出しになるような短いスカートの制服は、文化の違いと割りきりもしましょう。

しかし、まがりなりにも病院という公共の場で、大股を開いて座り、携帯電話でしゃべり散らすようなことは、もはや「公害」と言うほかはありません。

百歩譲って、病院内が医療機器への影響を考え、携帯電話使用禁止だということを知らなかったとしても、他の患者さんたちがテレビを見ながらくつろいでいるデイルームで、携帯電話に向かって大声を上げる神経は、私の理解をはるかに超えていました。

私は、自分がいつも上の世代の人たちの「今の若い者は」的な言い方に反発を感じてきたので、自分が年を重ねたら、そういう言い方はするまいと思ってきました。今もそう思っているから、下の年代の人に悪感情を抱くたび、心が痛みます。でもこのような時には、やっぱり寛大になりきれないのです。

私は努めて冷静に、娘さんに注意しました。

「携帯電話は、院内では使わないでくださいね。電波で、大事な機械に悪影響が出やすいのです」

すると彼女は、無言でスイッチを切り、私をにらみつけたのです。私情むき出しで恐縮ですが、十三年それなりにがんばって働いてきて、なんでこんな小娘ににらまれなきゃならないのかなあ、なんて、しみじみ情けない気持ちになりました。これってサービス業ならではのつらさなのでしょうか。

さらにめまいがしたのは、それに対して注意するでもなく、好き放題させている母親の態度です。私が注意しても、しらんぷり。目の前の出来事にまったく関心を示さないその姿に、怒りよりも不気味さを感じずにいられませんでした。

その後もナースステーションから三人の姿を見ていましたが、廊下を患者さんが通るたびに、母親が娘二人にこそこそ耳打ち、三人で声を潜めて笑うという行動が繰り返されました。

おそらく、例の詮索癖で知った情報を、娘に教えていたのでしょう。

それが母親から教え込まれたものにせよ、もって生まれたものがいくぶんかはあるにせよ、二人の娘は、母親とうまくやっていける感性を持っているのだと感じました。

約一ヵ月の入院中、長女が現れたのは一度だけ。その時の、母親の顔つきの硬さが今も忘れられません。

長女も、髪の毛を赤く染め、鼻にピアスをした今風の娘さんでしたが、下の娘二人と比べると、はるかに「しゃんと」した感じを持っていました。

驚いたのは、病棟に上がってきた時、「母がご迷惑をおかけしています」と深々と頭を下げたことです。看護記録によれば、長女は十八歳。大人びた態度以上に印象に残ったのは、彼女が本当に恥ずかしそうに、その言葉を発したことでした。

予測だけで断定的なことを言ってはいけないのですが、その時の印象を率直に言うなら、彼女は母親を明らかに「恥じて」いました。

おそらくそのことを母親も感じているからこそ、同じ娘でも態度が違うのでしょう。デイルームの端に腰掛けた二人のまわりから人が引いたのは、あの異様な緊迫感のせいだったのだと思います。二人はおし黙ったまま目も合わせず、母親はそっぽを向き、娘は下を向いていました。

周囲への配慮がない母親を恥じる長女の方が、おそらくは非常にまともなのです。しかし、それゆえ母親から疎まれるのだろうし、長女自身も、母親を拒絶する以外に生きる道はなかったのでしょう。一緒にはしゃいでいた娘二人の姿を思い出すにつけても、長女の頑なさが、けなげで哀しいものに映りました。

この三人の娘の今後を考えた場合、一人の人間としてきちんと成長していくのは、おそらく長女ではないかと思います。親子がうまくいくというのは、究極のところ、似た感性を持っているからで、ズレた感性の親とうまくやっていくには、ズレた感性を持った子供にならざるを得ないのです。

私たちは、親といい関係を持てる子を幸せ、持てない子を不幸せと決めつけがちなもの。しかし、それは、その親がそれなりに良識のある親だということが前提になっている話であって、その前提がなければ、全ての話がひっくり返ってしまうのです。

この長女のように、人格的に問題のある親を持ってしまった子供にとって、ちゃんとした人間に育つための道は、親の拒否を通じてしかあり得ないのかもしれません。

世の中には、本当にいろんな親がいます。親を選べない不幸はいかんともしがたいのなら、せめて子供たちが、その親を拒否する力を備えて生まれてきてほしい。そんなことを念ずる私は、親の心子知らず、なのでしょうか。

第15章　「死にたい」訴えの向こう側

「死にたい！」に共感できない思いに悩みながら

看護婦にとって、患者さんの訴えを聞くことが全ての基本であることは、疑う余地がありません。特に精神科に移ってからは、まさにそれが仕事の中心。にもかかわらず、時には患者さんの言葉に共感できず、こちらが苦しんでしまうことがあります。私の場合、苦悩を引き出される代表的な訴えは、患者さんの「死にたい」という言葉です。これは私の心の狭さもさることながら、私自身の人生観が大きくかかわっていると思います。

内科で九年働く中で、生きたいと思いながら亡くなっていく患者さんをたくさん見てきました。そうした人たちの無念さを思うにつけても、身体は健康なのに、「死にたい」と思う人が、甘えているように思えてならないのです。この思いは、病を抱える両親の長命を願うようになるに従って、強まっている気がします。

その一方で、精神科で働く限り、この手の訴えと縁が切れないことはわかっています。希死念慮《きしねんりょ》（＝死にたい気持ち）は、精神科への入院が絶対に必要とされる要件のひとつ。ここで働く限り、この訴えを聞き続けなければならないのに、それがつらいのですから、話になりませんよね。

それを思うと、精神科の看護婦としての自らの資質を、疑うこともしばしば。もちろん、この思いを態度に出さないよう気をつけてはいます。しかし、それだけで良しとすることもできず、思いは千々に乱れるのです。

それでも私がこの場を去らないのは、こうした悩ましい状況の中に、自分が知りたい本当のことが隠れているような予感があるからです。わかりやすい前向きさに、共感しながら患者さんとかかわるよりも、共感できない思いに悩みながら、一生懸命患者さんを理解しようとする姿勢の中に、成長への糧が潜んでいるようで。

楽大好き、楽しいこと大好きの自分にしては、ここだけは妙にこだわっているなと不思議な気もするのですが、しばらくは悩みながら、ここでやっていく気でいます。

そして、改めて考えてみると、私は全ての患者さんの「死にたい」に共感できないわけではありません。

例えば、明らかなうつ病の患者さんの希死念慮。この場合は、ある臓器が細菌感染を起こすように、思考回路が死に支配されているような、異様さがあります。それは明らかに病気であり、そこに善悪の判断の入り込む余地はありません。思考回路が早く元に戻るよう、あらゆる手だてを講じなければと、自然に身体が動きます。

問題は、そこまでの切迫感のない、慢性的な「死にたい」です。これはしばしば「生きたい」思いの裏返しであり、自分が見捨てられたくない一心のアピール。そしてこうした状況の患者さんは、その多くは人格的な問題を抱えています。

このような患者さんとかかわるのは、本当に難しいものです。はっきりした治療法がない分、改善は困難。そのくせ、一見して病気でない患者さんに対しては、医療者もついつい高いレベルの理解を求め、関係が双方にとって非常にストレスになりがちなのです。

役割という枠がはずれた時

ある四十代前半の女性は、死にたいと言っては、遺書を置いての家出を繰り返し、受容的だった夫や子供から本当に見捨てられてしまいました。居場所を失った彼女は実家に戻り、八十近い母親と一緒に暮らしています。

その母親に対しての八つ当たりはすごく、日々罵倒《ばとう》を繰り返していると聞きます。入院中も、面会に来た母親を摑まえては、

「お兄ちゃんは大学に行かせてもらったのに、私は行かせてくれなかった」

「お姉ちゃんの結婚式の方がいい式場でやった」

などと言い続ける幼さは、こちらが見ていて腹立たしくなるほどでした。

そんな彼女に、母親は黙って耐えています。

「この子をこんな風に育てたのは私です」

と、帰り際、主治医につぶやいていた言葉が忘れられません。六十代と言われても信じてしまうほどの、母親の若々しさは、「この子を遺《のこ》しては死ねない」という執念のようにも見えました。

病名としては、「神経症」とついている彼女ですが、根には境界性の人格障害があることが疑われます。慢性的な抑うつ、希死念慮、見捨てられ不安、衝動性。おそらくこれは、若いうちから見られた傾向だったのでしょうが、妻、母親というかっちりした役割があった時は、その枠によって、表面的には社会に適応していたのだと思います。それが、子供が巣立ち、一つひとつその枠がなくなっていく過程で、人格的な崩れが表面化したのではないでしょうか。

子育て後の女性の精神的な問題は、「空《から》の巣《す》症候群」などとも呼ばれています。しかし実際にはそれまで母親の役割という枠によって表面化していなかった、潜在的な問題が表面化しただけ、という場合も多いのかもしれません。

彼女が入院してくるのは、たいていリストカットか大量服薬。入院してからも、しばしば不安定な時期が続き、看護婦の揚げ足を取っては、

「あなたが意地悪をするから、死にたくなった」

などと、八つ当たりを繰り返します。

ですから、不安定な彼女がいる時は、本当に出勤がゆううつです。思いっきり暗い顔で、

「死にたいの！　外に行く！」

と騒ぐ彼女を押しとどめ、

「ね〜ぇ、がんになったら死ねるかしら」

と甘えた声ですり寄ってくる彼女をあやし、そんな毎日を送っていると、

「みんな苦労しながら生きているんだぁ〜！　甘ったれるなぁ〜！」

と叫びたい衝動と、日々闘うことになるのです。

そんな折も折、一緒に働いていた先輩が、乳がんで入院することになりました。病状は進行しており、かなり厳しい状況。本人も事実を知った上での、覚悟の入院でした。

先輩の最後の勤務は、私と一緒の準夜勤でした。その勤務の最中も、彼女は相変わ

らず不安定で、小さな爆発を繰り返していました。

彼女はナースステーションの中に入り浸っては、私たち二人に、

「なんで死んではいけないの？」

と尋ねてきます。へらへら笑っていたかと思うと、大泣きし、外に出せと騒ぐ。

私は、それを聞く先輩がどんな気持ちかと思うと、いても立ってもいられない気持ちでした。

終《しま》いに彼女が、

「ねえ、なんでよ！　何のために生きてなきゃいけないの？　誰からも望まれていないのに！　なぜ！」

と先輩に詰め寄った時、私はもうどんな顔をしてよいのかわからず、ただうつむいて固まっていただけ。

しかし、私よりはるかに年上の先輩は、彼女に好きなだけ叫ばせたあと、穏やかにこう言ったのです。

「生きるとか死ぬとかっていうことはね、誰も、自分の思うとおりにはならないものよ」

それを聞いた時、私は完全に判断停止の状態になりました。目の前に起こっている

ことは、あまりにすごいことで、それを語ろうとする全ての表現が陳腐に思えたのです。その声は本当にやさしくて、あたたかかった。それはもう、悟った人のようで、その時私は改めて、先輩はもう助からないのだろうか、と思いました。

ありきたりの判断で言えば、先輩は善玉、彼女は悪役。でも、目の前の光景はあまりにもすごい場面で、そんな配役なんてどうでもよくなってしまったのです。敢《あ》えて表現するなら、善も悪もなく、許されている感じ、でしょうか。

私はその場に居合わせたことを、ただただ感謝するのみでした。

その後先輩は亡くなり、彼女は単科の精神病院に移っていきました。その後の彼女がどうしているか、知るすべはありません。

彼女とのかかわりを振り返ると、私は最後まで、彼女を受け入れることはできなかったと思います。先輩があれほどの贈り物をくれたにもかかわらず、一時の感情が収まれば、私は彼女に対して、許せない思いを強めていました。

彼女がうちの病院から去った時、私は大きな重荷を下ろしたような気がしました。けれどもそう感じたのも束の間、彼女が遺した宿題は、今も私の心に、澱《おり》のように残っているのです。

受け入れられない患者さんを通して自分が見える

あの日の記憶は、今もいろんな形でよみがえってきます。

自分の気持ちに余裕のない時は、やはり、あんなにも死にたいと騒いで、周囲にあたり散らしている人が生きながらえて、まわりの人を幸せにしてきた先輩が亡くなってしまうなんて、世の中不公平だな、なんて思うこともあります。

しかし別の時には、生きることに希望を見いだせないつらさに、共感してあげられなかった自分を恥じることもあって、私の気持ちは本当に複雑です。

今振り返っても、あれほど患者さんに心を乱されたのは、本当に久しぶりのことでした。

彼女を通して学んだのは、自分が近くに寄っていきたい患者さんよりも、どうにも受け入れられない患者さんを通して、自分自身が見えるな、ということです。

自分はやっぱり「がんばれない」弱さを受け入れてあげられないし、論理的に話せない人とかかわることは苦手。要は受容的な人間ではないんですよね。それを認めることはつらかったけれども、やはり自分の足りないところを自覚するのが、向上していく前提です。この例では改めて、人とかかわる仕事のしんどさを思い知りました。また、これは逃げかもしれませんが、人間関係には、巡り合わせの妙、というものもあるでしょう。

患者さんと医療者の間にも、実はいろんな巡り合わせがあって、それがいい形になることもあれば、悪い方に作用することもあるのではないでしょうか。彼女との関係を改めて考えると、巡り合わせは最悪でした。私の両親が具合が悪くて入院している時には、必ず彼女がいて、「死にたい。殺せ」と大騒ぎ。そしてとどめが、先輩との一件ですから、ただならぬ巡り合わせと言うほかありません。

こんな風に、私はしばらく彼女との件を引きずってきました。そして最近ふと思ったのは、彼女ほど死にたくない人もいなかったんじゃないか、という素朴な想像でした。

「誰にも必要とされていないのに、生きていなきゃいけないの！」という叫びは、「誰が必要としていなくても、私は生きていたい！」という思いの裏返しだったのかもしれない。そして私が彼女に対してあんなにも腰が引けたのは、その動物的なまでの、生きたい思いだった気がしてならないのです。

そんな彼女の、「死にたい」気持ちの向こう側を考えると、さらに私の気持ちは重たくなります。しかしそれによって、遅蒔きながら、少しだけ、彼女の気持ちに歩み寄れた気もするのです。

第16章　人は愚かな選択をする権利もある

これが、インフォームド・コンセント？

医療について多少関心を持つ方であれば、「インフォームド・コンセント」という言葉を様々なところで聞いておられることでしょう。インフォームド・コンセントとは、直訳すると「説明と合意」。患者さんの権利、自己決定権に関する意識が高まる中で、医師に誘導されるばかりでなく、自分自身で治療法を決めたいという患者さんの希望が強まってきました。

これからの医療は、これまで以上に、患者さんの同意なしには成立しません。医療者が一方的に治療方針を押しつけるのではなく、病状や治療法についての十分な説明を受けた上で、患者さん自身が合意して、治療を受ける。これがインフォームド・コンセントの基本。言葉にするとあまりに当たり前で、誰しもが反対しようもない内容です。

しかし本音のところでは、「インフォームド・コンセントは可能なのか？」と疑問を感じている医療者は少なくないのではないでしょうか。実のところ私も、その一人。患者さんの権利を尊重するとして、その患者さんの知識があまりに偏《かたよ》っていた場合、医療者はどのようにアドバイスしたらいいのでしょうか。

　海外生活の長い芸術家の五十代の男性は、いよいよ体調が悪くなって帰国し、私の勤めていた内科病棟に入院してこられました。入院時はすでに肺がんが骨に転移し、背中の痛みから身動きもできない状態。息苦しさなど肺がん自体の症状がほとんど出ていなかったのが、不幸中の幸いでした。

　彼に付き添うのはフランス人の妻ただ一人。ほとんど日本語を話せない彼女は、私たちとの会話も彼の通訳なしにはできません。

　多少英語ができたため、少し話せる医師と看護婦でこれまでの経過を聞いたところ、彼自身、フランスの病院で病気については全て真実を話されているとのこと。それならばということで、主治医と看護婦同席で、本人と治療についての話し合いがもたれました。

　ベッドに寝たまま、彼は、これまでの経過について、はっきりと話します。

「風邪が治らず高熱が出た時、しかたなく医者に行き、偶然肺がんが見つかったのが、去年のことです。すでに手術はできないが、抗がん剤が効くだろうと、入院を勧められました。でも、基本的に西洋医学は信じなかったし、医者に行ったのも、妻があまりに心配するので、しかたなく行ったのです。そのまま入院して治療するなんて、考えられないことでした。自然治癒力で治すというのが、僕のやり方なんです。幸い近くに漢方薬を売っている中国人がいて、彼に相談して、自分なりに治療はしてもらっていました」

この時はまだわかっていなかったのですが、その後の検査の結果、彼のがんは抗がん剤に比較的よく反応する「小細胞がん」であることが判明。早い時期から治療をすれば、いい時期がもう少し延びたのではないかと、医療者としては思ったものです。

「二ヵ月前から、背中が痛んで眠れないようになり、そのうち動けなくなりました。コルセットでも作ってもらうかと思って、これまたしかたなく、病院へ行ったわけです。そうしたら、肺がんが骨に転移しているとはっきり言われ、また入院を勧められました。痛みを取るために、コバルトを当ててみるということでしたね。でもやはりこれも、不自然なのでやめてもらいました。向こうの病院で、だいたいの検査は受けましたから、もう検査は最低限にしてください」

ここまで聞いたところで、私と男性の主治医は、思わず顔を見合わせました。いくら長年暮らした国とはいえ、フランスはやはり外国。いよいよ具合が悪くなって日本に帰ってきた気持ちは、想像がつくとしても、これらの話を聞く限り、彼がこれからの治療に、何を期待しているのか見当がつきません。

「それで、このような状態で、船で寝たまま、帰国されたんですよね。ここでは、どのような治療をお望みですか？」

主治医は、言葉を選んで尋ねます。

患者の意思を尊重したあげく……

「できることなら、漢方だけで治療をしていただきたい。日本に帰れば、漢方に詳しい医者もいらっしゃるだろうと思い、帰ってきたのです。ここの病院を選んだのは、都心で、ホテルから近かったからです。ここでだめなら、他を紹介していただきたい」

彼は、穏やかに、しかし断固とした口調でそうおっしゃいました。このご希望を聞いて、私と主治医は顔を見合わせました。うちの病院には漢方の専門医はおらず、進行がんに対する漢方薬中心の治療など、行っている場所も知りません。

「他の医師にも相談してみます」

主治医はそう言って、回答を延ばさざるを得ませんでした。

その時の彼の状態はといえば、すでに対症療法以外に手がない段階でした。衰弱も進んでおり、がん自体への化学療法を行うのも、ためらわれる状態だったのです。

医師が悩んだあげく勧めたコバルトも、目的はあくまでも痛みを取ること。骨に転移したがんを消失させることは最初から期待できませんでした。

全ての治療を拒否されながらも、若い主治医は、一生懸命、情報を探していました。たとえ気休めでも、本人の希望どおりの治療を行う道を探してあげたい、そう考えたからでしょう。

「漢方薬を積極的に使っている病院も、あるにはあるんだけど、あくまで外来の話なんだよね。それだけでやってくれっていう患者さんは、入院させてもらえないらしいんだ」

「ホスピスならばと思ったんだけど、どこもいっぱいだって」

浮かない顔で、病院探しが続きます。

そんな主治医の苦労を見ていて、私はとても複雑な気持ちになりました。患者さん自身は、自分が治療法を選んでがんばる気持ちでいる。でも私たちが見る限り、現実は「もう手の施しようがないのだから、どうせなら納得がいくように」という段階なのです。

病院を探してあげている主治医も、それを見守っている私たち看護婦も、誰一人、彼に効く漢方は望み薄だと思っています。もっと言えば、私などは、彼が漢方にこだわらず、適切な治療を受けていればよかったのにと、残念な気持ちさえ、持っていました。抗がん剤の治療だけで完治は難しくとも、年の単位で普通の生活を送っている人も、今はいるからです。

「この段階になっての入院だから、先生も私たちも、彼の気持ちに添ってお世話するしかないという気になるんですよね。もし彼がもう少し前の段階でうちの病院に来てたら、って思うとすごく複雑ですよ。化学療法を勧めて、『漢方だけでやってくれ』って言われたら、先生はどうします？」

私は同年代の主治医にそう尋ねてみました。彼もまた、同じような思いはあったようです。

「それはねえ、僕も思ったんだよ。フランスの医者はどう対応したんだろう。彼の話を聞く限りは、翻意を促したようには思えないでしょう？　必要な情報提供はしたっていうことで、義務を果たしたことになるんだろうか。それが患者の意思を尊重するっていうことなら、なんかやりきれないことだよね」

彼はしみじみと言いました。

「まあ、考えようによっては、すでに完治できない状態だったから、本人の気持ちに任せたのかもしれないけど。でも、小細胞がんだからね。治療が無意味だとは思えないんだ。でもこれは、医者によって判断が分かれるかもしれない。

フランスの医者は、化学療法で延びる月単位の延命は、彼の意志よりも重要じゃないと思ったのかもしれない」

「でも、もし手術で治るっていう場合でも、彼なら拒否したかもしれませんよ」

「それはそうかもな。そうだったらどうするんだろう。これから先そういう人が出てきたら、俺は医者やっていく自信がなくなるよ」

彼は苦笑して病棟を出ていきました。

医療者としての生理が許さない

その後彼は肺がんの症状がはっきり出ないうちに、脳転移からの出血であっという間に亡くなってしまいました。あくまで西洋医学的な治療を避けようとした彼は、勧められたコバルトも受けず、点滴も拒否。強くなる痛みをどう取ってあげたらいいかと、私たちが頭を悩ませ始めた矢先の死だったのです。

それは彼にとっては、自分の意志を通した、納得いく死だったのかもしれません。

しかし私の気持ちの中には、本当に様々な思いが残りました。

患者さんが自分の意志に基づいて治療法を決定した時、その根拠となる知識が誤りと思い込みに満ちていた時、医療者はどうかかわればいいのでしょうか。医療者の方がその誤りを指摘したり、より良い治療を提案したりすることは、権威を笠に着た誘導になるのか……考えれば考えるほど、答えはわからなくなるのです。

さらにやっかいなことに、私たち医療者は、患者さんに対して重い責任を感じるように教育されてきています。いかに余計なお世話と思われても、患者さんが下した誤った判断に対しても、自分の説明が悪かったのではないか、もう少しやりようがあったのではないかと、自責の念が絶えません。

彼に対しても、やはり私たちはそうでした。痛み止めについてもっとうまく説明していれば、彼は受け入れてくれたのではないか、と思ったし、フランスの病院がもう少し親身に治療を勧めてくれたらなんて、余計なことを考えてしまう。これはもう、私たちの生理のようなものです。

しかし、患者さん自身の選択権が強まった今、こうした私たちの思いは、ますます余計なお世話になるのかもしれません。冷静に考えれば、少しでも長く生きることだけがいいわけではないでしょう。

中には、宗教的な心情から、欠くことのできない治療を拒否して亡くなる人もいるのですから。知識はあっても、ある覚悟を持って死を引き寄せる人を、止める権利は私たちにはありません。

彼の話をした時に、経験の長いある医師は、こう言いました。

「患者さんには、愚かな選択をする権利もあるんだよ。そこにまで責任を負おうとするのは、医療者の傲慢だ。そう割りきっていかないと、インフォームド・コンセントは成立しないと思う。人間はいつも最善の選択をするとは限らない。そしてその選択に責任を負うのは、本人なんだ」

その言葉に対して、私の中では今も、はっきりした答えは出ていません。

第17章　変わり者でも受け入れる人が困らなければそれでいい

人を外見で判断してはいけないけれど……

病院で働いていると、似たような病気の患者さんが続けて入ってくることがあります。寒い時期のお年寄りの肺炎や、心不全など、気候との関連があるので、説明がつくのですが、中には「なぜ今?」と首を傾《かし》げる場面もありました。

白血病の患者さんが一人入ると、連日続いたり。肺がんしかり。糖尿病しかり……。こうした偶然は、どこにでもころがっています。

今も忘れられないのは、内科で働いていた時、ウイルス性脳炎の患者さんが立て続けに入ってきたことです。これは伝染性のものではないので、たまたまの巡り合わせなのでしょうが、普段あまり見なかった症例だけに、一週間で三人の患者さんがそろったのには、びっくりしました。

二十代、三十代、四十代と若い患者さんばかりで、一人は亡くなり、二人は回復して退院。年齢が年齢だけに、何がなんでも助けなければと、病棟全体が必死だったことが思い出されます。

このうち不思議な経過だったのが、二十代の女性患者さんです。三人の中では一番軽症で、意識がなくなるようなことはなかったので、つい最近まであまり思い出すことがなかったのですが、今改めて考えると、よくわからないまま治り、退院していってしまった感じなのです。

高熱と頭痛のため入院してきた彼女は、三人の中で最後に入ってきた患者さん。前の二人が、けいれんと呼吸状態の悪化を来《きた》していたので、彼女に対しても厳重な観察が続きました。まあ、彼女の場合、結果的にはそこまでの悪化は起こらなかったのですが、最悪の事態を常に予測して観察されたこと自体は、彼女にとって、決して悪いことではなかったと思います。

彼女のことを思い出したのは、その病気の経過ではなく、その夫婦関係からでした。精神科に移っていろんな夫婦がいるな、と思った時、彼女たちの顔が浮かんで消えなくなったのです。

二十八歳の彼女には、二十歳の夫がいたのですが、その組合せは表現しがたいほどのミスマッチ。それは決して年齢差からくるものではなく、二人のキャラクターからくるものだったと思います。

妻はキャピキャピと今風なのに、夫は分厚い眼鏡に水太り、無表情の、いわゆる「おたく」風。年より若く見える彼女と、年を言われるとびっくりするくらい若々しさ皆無な夫。八つという年の差は、少なくとも外見からはまったくわかりませんでした。

その組合せの不思議からくる奇妙さは、病状が深刻だった時から、私たちを混乱させ、かみ合わない感じを抱かせたのです。

熱にうなされた彼女は、「しょうちゃぁ〜ん、しょうちゃぁ〜ん」と甘えた声を出しては、夫に抱きしめるようせがみます。脳炎によって思考が変調していると思えば、それもしかたがないこと。個室だから、誰の迷惑になることもなく、私たちは見て見ぬ振りをしていたのです。

しかし、無言で無表情のままそれに応じる夫の姿からは、ちょっと異様な印象を受けました。彼は、うれしそうでもない代わりにいやがる風もなく、ただ無表情に、彼女の言うなりになっているだけ。なんとなく人形をかわいがっているような、血の通わない感じだったのです。

こうした主観が看護婦としてどこまで許されるかは微妙なところです。人を外見で判断してはいけないと思いつつ、直感が当たることもあり、あくまで自分の見方に過ぎないとわきまえた上で、看護婦同士本音を言い合う場面が少なくありません。

「やっぱり、あのだんなさん、ちょっと変わっていると思う。本当に話さないよ、奥さんとも。ただ、甘やかしているだけ。奥さんはどう感じているんだろう？」

「また座薬が切れると、熱も三九度まで上がるから、奥さんは思考がまとまらないんじゃないかな。元々はもう少ししっかりした人なんじゃないかと思うけど」

「それにしてもだんなさん、いつも病院にいて大丈夫なのかな。二人で訪問販売をして生活しているって言っていたけど、二人で仕事休んでたら収入が入らないんじゃないの？」

「親御さんが来ないのは、ひょっとしたら結婚に反対だったからなのかな。その分二人で助け合ってがんばっているのかもしれないよね」

答えは出ないとわかりつつ、私たちはいろんな憶測《おくそく》を話します。しかし最後は「二人ともたいへんなんだよね、きっと」という方に話が向いては、それなりにあたたかい目を二人に注いでいたのです。

見て見ない振りはしたが……

熱が下がって、すたすた歩けるようになっても、彼女の「しょうちゃぁ～ん、しょうちゃぁ～ん」は続きました。

「ご飯食べられなぁ～い！」と言えば、口に運んで食べさせ、「おしっこ出なぁ～い」と言えば、おなかをもんであげる彼。もちろんやさしいと言えばやさしいのですが、なぜそこまで言うなりになってしまうのか。病状が良くなればなるほど、私たちは理解できなくなりました。

大部屋に移ってからは、朝から晩までついている彼に、他の患者さんから苦情が出ました。

「ご家族の方とはいえ、男性がずっと女性部屋にいると、他の患者さんが気を使いますので、申し訳ありませんが、面会時間内だけの面会にしていただけませんか？」

婦長がそのようにお願いしたところ、朝から晩までいることはなくなりました。しかし、来ればベッド周囲のカーテンを閉めきって密着。それを注意したところ、今度は病棟外の人目につかないところで密着。

媚《こび》を含んだ奇声を上げてはしゃぐ彼女と、無表情に寄り添う夫。その姿は他の病棟の患者さんやスタッフからも、知られるようになりました。

「他の患者さんだったら、『あんまりみっともないことはしない方がいい』ってすんなり注意できるんだけど、あの二人に関しては、できないんだよね」

「みんなそうじゃない？　私も、見て見ない振りをしてしまう」

「まず、奥さんは脳炎だったから、正常な思考をすぐに求めるのは酷《こく》でしょう？　だったらだんなさんにセーブしてもらうほかないんだけど、あのだんなさんって、いくら打っても響かないじゃない？」

「そう。こっちとしては、すでにその場その場で、伝えているんだよね、あなたたちの行動はマズイっていうこと。それでも変わらないんだったら、これ以上直接的には言えない、っていう感じ。わかってくれないことに不気味な感じがしてしまうのよね」

「それに、直接誰かに迷惑をかけてるわけではないじゃない？　夕方暗い外来で、べたべたしていたからと言って、見た患者さんが倒れたわけじゃないでしょう？　なのに、それを苦情として言ってきたら、それをやめさせなくちゃいけないのかなあ。直接見たことならともかく、そうでないのに注意はできないわよ」

他病棟のお年寄りからの苦情に、私たちはどうしたものかと頭を抱えました。

受け入れる人が困っていなければいい……

結局入院している間中、彼女たちの行動は変わらず、夫婦は、周囲からの注目の的でした。振り返れば約一ヵ月の入院だったのですが、半年分くらいの存在感があった気がします。

「以前の奥様と比べて、いかがですか？　変わったところはありませんか？」

医師や看護婦が尋ねるたび、夫は「いいえ。変わりません」と答えます。その鈍い反応を聞いていると、それも本当なのか、後遺症がわからないため、退院の時期を迷っていた主治医も、結局曖昧なまま退院させることを決意しました。

「熱も出なくなったし、明らかにおかしなところもないし。そろそろ退院でいいでしょう。親に連絡しても、結局来なかったし、だんなさんがいるから、あとはなんとかしてくれるでしょう。

僕たちが、『ちょっと変だ』って思っていた、あの依存性や、抑制のなさは、元からのキャラクターだったのかもしれないね。

果たしてすっきり治ったのか、後遺症が残ったのか。『身体的な後遺症は残らなかった』と言う以上のことは、はっきりしないままだね。白黒つかないって言うのは、なんか嫌だけど、しかたない」

「本当に。奥さんもそうだけど、あのだんなさんとは最後まで会話が成立しませんでしたから。だんなさんの、『変わりません』は今ひとつ信憑性《しんぴょうせい》に欠けますよね」

と、私も同意。

それを聞いていたベテランの婦長が、笑いながら、穏やかにこう言いました。

「いいんですよ、先生、それで。元から変な人だろうと、病気で人が変わったんだろうと。受け入れるだんなさんが困っていなければ、それでいいんですよ」

その時は、そんなもんかなあ、とだけ感じた一言でした。けれども、今改めて考えてみると、何とも含蓄《がんちく》ある言葉です。

理解できない患者さんに会った時、私はついつい、それがどこまでがキャラクターで、どこまでが病のなせる業なのかを、考えてしまうのですが、結局のところ一番大事なのは、それで誰が困っているか、なんですよね。

夫婦でも親子でも、それが周囲から見ていかに不思議でも、互いが困らずに折り合って暮らしているならば、それでいいのかもしれません。私たちはあくまでも、入院している一時期にしかかかわらないのですから。

私たち医療者にどう思われるかなんていうことは、患者さんにとっては本質的なことではないんですよね。

その人を引き受ける人が本当に困った時に、私たちは調整役に立てばいい。それ以外の時に相手に変われだなんだと説教するのは、私たちの仕事ではありません。

ただし、病院という環境では、他の患者さんとの関係もあります。全てその人たちらしくですまないところが、また頭の痛いところなのですが……。

第18章　人の心に潜むゆがんだ支配欲

摂食《せつしょく》障害《しょうがい》に潜む病理

人間にとって食べることは、生理的であるとともに精神状態をうつし出す行為でもあります。ちょっと落ち込むと食べられなくなる人と、やけ食いに走る人など、軽い摂食の異常は、おそらく多くの人が一過性に経験するものでしょう。そのような中で、とりわけ「摂食障害」と名のつく人はどういう人なのでしょうか。

摂食障害は、食べ物をあくまでも拒む「拒食型」、満たされない思いを食べることで解消しようとする気晴らし食いをメインとする「過食型」の二つに大きく分かれます。ただ、この分類も食べたものを自分で吐き出す自己誘発嘔吐《じこゆうはつおうと》がかかわるとなかなかややこしく、拒食＝やせ、過食＝肥満と簡単には分けられません。拒食にもまったく食べない場合と、食べて吐く場合がありますし、過食にも、ただただ食べ続ける場合と、食べて吐く場合とがあります。

最近では、「自己誘発嘔吐を伴う過食型」が増えているという報告もあり、極端な低体重を来すなど生命の危険がない分、未治療のまま放置される場合が多いとも聞きます。明らかにやせすぎている人や、異常なまでに太っている、といった人でなくとも、摂食障害に苦しんでいる人は、皆さんの身近にもおられるかもしれません。

総合病院の精神科である私の勤務先は、内科的な治療が可能であるため、すぐに点滴を開始しなければ生命に危険が及ぶような摂食障害の患者さんが時々入ってきます。これまでは、私自身こうした患者さんの身体的な管理に目がいく傾向があったのですが、三年この科にいて、ようやくその深い病理の一端を感じられるようになりました。

そのきっかけは、二十代初めの若い女性患者さんでした。彼女は三人姉妹の長女。ともに教員である両親の期待を一身に受け、自らも教員になるべく教育学部を卒業したのですが、身体の衰弱のために就職はしていないという状況でした。

妹たちはともに高校生で、姉と同じく教員の道を勧められていますが、それなりに要領良く受け流しているとのこと。そうした妹たちを見るにつけても、彼女は親の期待を裏切れないとがんばってきたのでしょう。

「父は公立の高校で生活指導を担当していて、『自分が生徒に求めていることを娘に求められないのでは、教員をやる資格がない』と信念を持っているのです。実家から大学に通った四年間、門限は九時。九時を過ぎて家に帰ることは許されなかったから、コンパもろくろく出たことはありません」

そう話す彼女の言葉は、不平を言うどころか、むしろ自慢げ。そばにいた母親も、「妹二人は叱られながらやっていますが、この子は実にきちんとしています。父親に叱られたことはほとんど記憶にありません」

本人、母親どちらの話からも、「いい子」としてがんばりすぎてきた摂食障害の患者さんの典型例と見えました。

入院時の体格は、一六五センチ三八キロ。見た目にもかなりのやせで、一目で摂食障害とわかる体格でした。口では「やせていて恥ずかしい」と言いながら、やせが目立つような格好をして歩いているのも、お決まりのパターン。口とは裏腹のやせ願望と、やせていることを誇示する、自己アピールの強さが、そこには見て取れました。

いわゆるまじめで勉強が得意なタイプの彼女は、摂食障害についての本を山のように読んでいて、実に客観的に自らの状況を分析してみせます。

一日の大半を母親への電話に費やして

「いい子でないと見捨てられると言う思いがいつも自分の中にあるし、家族関係の中の病だ、ってことを実感します」

「女は、やせていないと愛されないという気持ちがあります。いつも親は私に、女らしくしろと言っていました。今の世の中では、女らしくって、弱々しいってことと同義じゃないですか。私もそのイメージから抜けられないのです」

これは摂食障害の本のどれにも、たいていは載っていること。こうした知識を披露する時の彼女は、普段の控えめな印象からすると、かなり饒舌な印象ではありました。自らの病気について知ることが、必ずしも治っていくことにつながらないのが、この病気の患者さんとかかわるもどかしさでもあります。

彼女は日中長いこと病棟を離れることがあり、その時に何をしているのかが話題になりました。外泊も許可されている患者さんなので、別に病棟内にいなくてはならない理由はありません。ただ、無断で病院外に出られていると困るし、過食嘔吐を隠れてしているのであれば、知らずに放置するのは問題です。

監視されているという感じを持たれないよう言葉を選びながら、受け持ちの看護婦が一日の過ごし方を尋ねました。

その結果わかったのは、彼女が一日のかなりの時間を、電話をかけて過ごしているということ。相手はたいてい母親。一日に何度も母親に電話して何を話すのかと、不思議な気もしましたが、不思議な親子関係を見慣れている私たちは、まあそれもありかな、という感じで見守ることにしました。

ある時私が、他の患者さんの付き添いで外来棟へ回ると、たまたま彼女が電話をしているところでした。見れば、料理の本をたくさん手元に置いて、あわただしくページをめくりながら、いかにも何かを指示している口調。後ろに電話を待つ人が並んでいても、気を使う気配すらありません。その姿はある種異様な緊迫感を、周囲に醸《かも》し出していました。

私は、電話自体に介入したくはなかったのですが、他の人の迷惑を考えると、長電話を控えるよう注意しないわけにはいきません。彼女のそばに近づいていく私の耳に、聞いたこともないほどきつい言葉が聞こえてきました。

「だからお母様、言ったじゃありませんか！　妹には揚げナスで、お母様とお父様は、揚げないで、煮たナスにしてくださいって！　高校生と五十代では、基礎代謝が違うのです！　妹と同じだけ食べていたら、お母様たちはカロリーをとりすぎになってしまうわ！　お父様は中性脂肪が高いのだし、お母様は血圧が問題でしょう？　なぜ自覚を持ってお食事をなさらないの？

だめ！　面倒でも、献立は変えなくちゃ。素材は同じもので、調理法を変えるの！　面倒なんておっしゃらないで。私がこうやって、細かく考えて差し上げているのですから。妹には、いっぱいカロリーをとっていただかないと。高校生だから。私みたいになったらどうするの！」

聞いてすぐにわかりました。彼女は病院から家に電話しては、家の食事のメニューを指示していたのです。

内容から察するに、彼女が与えた指示に、母親が従わなかったのでしょう。いらだった彼女は、いつもと顔つきも変わっていました。

まずは、自分をコントロールできるように

「お電話中ごめんなさいね」

私が肩をたたくと、彼女は飛び上がって驚きました。私は内容については聞こえなかった風を装い、

「ごめんなさいね。ほら、後ろに人がこんなに並んでいるでしょう？　外来が込んでいる時間は、電話も込むのです。お急ぎのようでなければ、午後外来が終わってからなら、ゆっくりかけていただいてかまいません。今のところは、短めにお願いできませんか？」

と静かにお願いしました。

「あら！　こんなに並んでいたんですね。申し訳ありません」

周囲にお詫びしながら電話を切った彼女の表情は、いつもの品のいい顔つきに戻っていましたが、先の顔を見たあとでは、いかに普段彼女が取り繕《つくろ》った生活をしているのかという事実だけが、私の中に残ったのです。

後日、母親から聞いた話によれば、彼女は入院以来、母親に電話をかけては、その日の食事のメニューを細かく指示していたそうです。

「私たちにはカロリーの低いものを、妹たちにはカロリーが高いものを、食べさせろと言うのです。ただ、妹二人も高校生で、容姿が気になる時期ですから、姉に言われたメニューを出すと、『なんでそんなに太りそうなものばかり！』と言って怒られるんですよ。姉からは口止めされているから、本人たちには言いませんけど。結局は、私たちにと姉が考えたものをそのまま食べさせてしまうんです。それを言うと、姉はすごく怒るんですけどね。この一年、家にいる時も、食べ物のことはやかましかったですね。妹に食べさせろ、ってよく私には言っていました。これも病気なのでしょうか？」

結論から言えば、これもまた摂食障害に典型的な症状であって、まずはっきりわかるのは、妹を太らせようとする策略。摂食障害の患者さんは、自分が世界中で一番やせていたいという強い願いがあり、自分がやせる努力をする以上に、人を太らせることに熱心な人が時々いるのです。

これは、聞いた話ですが、妹の食事に油を混ぜたり、飲み物に砂糖を多く入れたりすることもあるそうです。

彼女の場合、親からがんじがらめになっていない妹二人への恨みがあるとも考えられる。するとなおのこと、太らせようとする策略に悪意が感じられます。

さらに、全体を通してわかるのは、食を通して人を支配しようとするゆがんだエネルギーです。自分は入院していながら、電話で家族の食事を細かく指示する。これは、彼女の奥底にある支配欲がなせる業だと言えるでしょう。

これは一見家族の身を思うあまりの食事指導なので、母親は気づいていないようでした。しかし、よく考えてみれば、これも普通の子供がとる態度ではありません。

見方によっては摂食障害は、関係性とコントロールの病です。

人間関係がうまくいかず、それが食べ物を通しての支配に置き換わる。人生のコントロールができない無力感から、他人の体重までコントロールしてしまう。そこに問題の本質があります。

一見奥ゆかしいいい子が、食べ物を通して他人への操作性を出す時、人間って本当は誰かを支配したくてたまらないものなんだな、と思わずにいられません。親によって、自分自身をコントロールさせてもらえないからこそ、支配欲がゆがんだ形で出てしまう。そんな風に見ると、しみじみ哀しい病気ですよね。

その後彼女は、病院内の食事はそれなりにとれ、四〇キロを超えて退院していきました。しかし、問題の根本は何も変わっていません。これからも彼女はあのやり方を続けるのでしょうか。

摂食障害は人間関係の病であることを、彼女は私にはっきり教えてくれました。

第19章　老いにはじゃまな男の沽券《こけん》

患者になっても人は変われない

男性が弱く女性が強くなったと言われる現代でも、病院という世界は時に、一昔前の男性が、幅をきかせています。それは、一つには高齢の患者さんが多いから。そしてもう一つの理由は、患者さんの立場を思いやればこそ、その考え方の間違いを指摘しない人が多いからでしょう。

理屈で言えば、患者さんとそれを支える周囲とは、対等の立場です。だとすれば、患者さんだからと必要以上に気を使うのは、患者さんに対して失礼なのかもしれません。

しかし、実際には、具合の悪そうな患者さんに対して、正論を振りかざすことはできないもの。かくして頑固な人は頑固なまま、言いたい放題の人は言いたい放題のまま、療養することになるのです。

それでも、患者さんのために、少し考え方を変えたらいいのになあ、と思う場面がないわけではありません。こと男性の「男らしさ」への思い込みに関しては、しばしばそう感じます。

なぜならば、「男らしさ」とは、健康だから、元気だからこそ成り立つ概念。単純に言えば、妻子を養い、一家の大黒柱として君臨すればこそ、男の沽券は成り立つものであり、それができなくなった男性がそこにこだわるのは、痛々しい印象すら受けるからです。

以下は、大酒を飲んでは家族に暴力を振るい、それでもその「甲斐性」故に、家族を従えてきたある男性患者さんの例です。

彼は脳卒中《のうそっちゅう》で右半身が不自由な上に、七十代前半で認知症が進み、家族の介護を受けなくては生活できない身になりました。家族は、妻と四十代の娘と息子。子供二人は独立し、今では妻と二人で暮らしています。

妻からの話を聞く限り、元気な頃の彼の横暴さはすさまじいものでした。自分で靴下ははかず、妻にはかせる。食卓におかずが四品以上並んでいないと不機嫌になるくせに、何の連絡もなく外食しては、食事の支度を無駄にする。しかし、先に家族が食事をすることは許さないなどなど。

「それでも、仕事の方はきちんとしてくれましたから――。子供たちにも、あなたたちが食べていかれるのはお父さんのおかげなんだと言ってきました。主人に見捨てられては生きていけなかったのは事実ですから。うちの父も、似たようなものでしたし。あきらめてここまできたようなものです」

話の最後にそう苦笑する奥様は、本当に物静かな方でした。

「手はかかるようになりましたが、これでも昔に比べれば穏やかになってくれたと思います。少なくとも、私たちを追いかけてきて殴るようなことはもうできませんから」

彼女の言葉は、私の理解を超えていました。

しかし、「昔に比べれば穏やかになった」という妻の言葉すら、私たちにとっては現実から程遠い気がしました。食事の内容が気に入らないとお膳をひっくり返すのは当たり前。機嫌の悪い時には、おむつを換えるだけで暴言と暴力の嵐。

「こら！　なんで俺のズボンをおろすんだ。このあばずれ！」

「そんなに男の身体が見たいのか！　このスケベ女」

そうわめきながら眉間《みけん》をねらってパンチしてくる彼の目は、完全に据《す》わっていました。


やっぱり頭にくる！

　ある時、被害にあった看護婦同士で、しみじみ話したことがあります。私も含め、誰もが、相手を思いやろうとしつつも、怒りを感じたり、自分が惨めになったり。それぞれに複雑な思いを抱えていました。

「認知症が入っているから、元からの横暴さが、さらにひどくなっているんだろうね。こちらも仕事だからと割りきってがんばるけど、言われた瞬間は、理性を失うほど頭にくるよね」

「誰のおむつ換えてると思ってるんですか、って思わず言っちゃったことがあったよ。ほっぺたにビンタが命中した時は」

「悲しいよね」

「悲しい。カラスがわめいてる、くらいに受け流せればいいんだけど。でも、相手はやっぱり人の顔してるもん。そんな風に思えない」

「でも、患者さんがカラスと思えるようになっちゃ、看護婦としては終わっちゃうんじゃないの？」

「でもそう思えれば楽だと思うこともある」

「それはそうだね」

「…………」

私たちの会話には、出口がありませんでした。

ある時、ものすごい便失禁で、体中便まみれになった彼を、後輩の看護婦と二人できれいにしていた時のことです。彼は終始不機嫌で、ちょっと身体を横に向けようとすると、

「やめろって言ってるだろう!」

と私たちの手をつかんでねじり上げようとします。その彼の手は、もう便だらけ。二の腕を力一杯つかまれた時のなま暖かい感触は、何とも言えないものでした。

そして最後は、足をばたつかせての、顔へのキック。まともに食らわなかったからよかったようなものの、頬をかすめた足の裏にも便がついていたのを、私は見逃しませんでした。

「ありがとうなんて言ってくれなくてもいいから、せめて蹴らないでほしいなあ」

と私が言うと、後輩は大笑い。

「だんだん、要求水準が下がってきますよね。今は、たたかれてもいいから、蹴らないでほしいって思います。次からは、蹴られてもいいから、足に便がついてないでほしいって思うでしょうね」

そのしゃれた言い方に、私も吹き出しました。こんな時にはもう、笑っていなければ

ばやっていられないのです。

認知症プラス男の沽券が……


それでもリハビリの甲斐があって、彼の全身の動きは少しずつ良くなっていきました。この調子だと杖での歩行と排泄の自立も可能ではないか。私たちの目からは、そんな風に見えるようになったのです。

しかし、トイレでの排泄訓練を始めようとした時に、思わぬ障害が出てきました。

それは、彼が断固として、座って排尿をしようとしなかったこと。

「何をするんだ！　小便するのにこんなところに座らせるな！　朝顔に向かってでなければ、男は小便など出ないものだ！」

洋式便器にやっとの思いで座らせてみると、彼は私に向かって、顔を真っ赤にして怒りました。

「まだ座ってお小水をするのが、やっとの段階です。立ってお小水ができるようになるのは、きちんと立っていられるようにならないと無理だと思います。

それでも、さっきまではおむつとしびんでお小水をしていたことを思えば、ものすごい進歩だと思いませんか？　しばらくは洋式便器で腰掛けてお小水をしてください。それが、訓練にもなるのですから」

私としては、言葉を選んで説明したつもり。しかし彼はもう、座って排尿をさせられる屈辱に、我を忘れていたようです。

「俺は女みたいに、座って小便などできない。立たせろ！　立ってさせろ！」

そう叫びながら彼は洋式便器から無理やり立ち上がり、よろけて転びそうになりました。

「危ない！　まだ立つのは危険です。ここで転んだら、リハビリが水の泡ですよ！」

必死に押さえる私の手を振りきろうと、彼は身もだえし続けます。そして、そのまま床に向かって放尿し、私の靴はおしっこだらけ。彼もそこにしゃがみ込み、全身びしょぬれになりました。

「ほら、まだ無理なんですよ。もう少し私たちの言うことも聞いてください。意地悪で言っているんじゃないんです。意地悪で言ってるんじゃないんですから」

私はもう、怒る気力もなくなり、ひたすらお願いを繰り返すのみでした。

その後も彼は、杖に全身を預けて短い距離を歩くところまでしかいかず、実用的な歩行はできないままでした。

ベースは、車椅子の生活。彼が希望する「立ち小便」への道のりは、まだまだ長いと言わざるを得ません。この状況で、座っての排泄を彼が拒否する以上、彼の排泄は永遠に自立しないでしょう。

こうした様子を見て、家に引き取ることに積極的だった妻も、ついには尻込みを始めました。

「車椅子での生活ができるように家を改造する準備はしていたのですが、下《しも》の世話まですると なると、やはり負担です。私も最近血圧が高くて医者に通っているような状態で……」

一般の人にとっては、下の世話のハードルは、本当に高いもののようです。また、これまでの彼の横暴な振る舞いを見るにつけても、私たちも、無理に家で看《み》るようにとは勧められませんでした。

結局、彼は長期に滞在できる療養型の病院へと転院になりました。彼が洋式便器に座って排尿する気にさえなっていれば、行き先は、また違うものになっていたでしょう。

今にして思うと、「座り小便よりも紙おむつ」という選択は、彼の痴呆がなせる業だったのかもしれません。

しかし彼の日頃の振る舞いを見ていると、それが男の沽券をかけての闘いのように見えてしまったのも、致し方ないことでしょう。

少なくとも、あの時点の彼にとっては、女のように座って排尿するよりは、おむつに排尿し、看護婦にそれを取り替えさせることの方が、男の沽券にかなったことだったのは確か。座って排尿できることが、可能な限り自立した生活を送る鍵だなんて、意外な事実でしょう？

だからといってすべての男性に、座って排尿するトレーニングを、なんてことは言いませんが――。

沽券にこだわって、自立から遠のいてしまうのは、元気な頃から気をつけておいた方がいいかもしれませんね。

第20章　病気を重ねながら老化も進む

加齢で生じる問題は?

内科で働いている時は、病気を持つ患者さんにとってひたすら不利に働いた「加齢」。しかし、精神科疾患の患者さんの中には、年を重ねることが有利に働いていると感じる人もおられるのです。

すでにこの本の中でも触れたように、衝動性の強い患者さんでは、年を重ねてエネルギーが落ちてくれれば、多少なりとも穏やかに生きることができるようになります。躁状態や妄想も同様。老いによってパワーダウンすることで、鎮静化《ちんせいか》に向かうということです。

患者さん自身の気持ちについて言えば、年を重ねることで生きるためのハードルが高くなる面もありますから、必ずしも苦悩が薄らぐとは言えません。それでも、勢いが落ちたことで、周囲の人からの受け入れが良くなれば、多少なりとも暮らしやすくなる部分はあるでしょう。

このような事情を考えれば、年を重ねるほど、精神科疾患の患者さんは、家族にとって手がかからなくなるはず。しかしある時期を過ぎると、今度は加齢によって生じる性格変化、痴呆、身体の衰えが問題になってきます。「精神疾患の家族の世話」という面で一息ついたのも束の間、今度は「老いた家族の世話」に突入することになるのです。

若い頃から入退院を繰り返している患者さんの家族ほど、この二つのモードの切り替えには時間が必要。特に入院によってそれなりに良くなって自宅に帰れていた患者さんや、家族に多大な負担をかけてきた患者さんの場合、さらに条件は厳しくなります。

七十代初めの躁うつ病の男性は、同年代の妻と離婚して帰ってきた娘との三人暮らし。結婚後間もなく躁うつ病を発症し、一家の暮らしは彼の病状に振り回されてきたようです。

特に家族が手を焼いたのは躁状態の時。病的に怒りっぽくなった彼は、家族に当たり散らし、妻に手を上げることもあったと聞きます。娘の離婚も、躁状態になるたび娘の家にまで来て怒鳴り散らす義理の父親を、娘の配偶者が恐れたためだったそうです。

以前入院の受け入れをした時、娘さんは思い出すのもつらそうに、事情を話されました。

「母親として、子供を手放すのは本当につらかったのですが、私の手元に置いたら、父が何をするかわかりませんから、向こうのご両親に、お願いして出てきました。父はそんな私の気持ちをまるで察してはいませんけれど。

病気かどうかは別にして、彼はとても無神経な、やさしくない人なのです」

彼と家族の関係は決定的に冷えていると、その時に感じました。

数限りない入退院を繰り返している彼ですが、治療への反応は良く、一ヵ月ほどで自宅に戻れていました。

これまでの入院カルテは、どれも薄いものばかり。これは、特記すべき変化はなく、それなりに治療が順調だったことを示しています。

妻も娘も複雑な思いを抱きながらもなんとかやってこれたのは、年に二、三回、彼の入院によってほっとできる期間があったからかもしれません。

それがこの二年の間に、事情が変わってきました。軽い脳梗塞《のうこうそく》のため、元から不安定だった歩行は、時に介助を要するほど。一言で言って、彼は七十を境にがくんと老け込んでしまったのです。

確かに躁状態の勢いは落ちてくれました。しかし、今度は加齢による独特の頑固さが加わったため、訴え自体のしつこさが増し、かかわりに必要なエネルギーは一緒かそれ以上。特に、便についてのこだわりが強く、自分が思ったように排便がないと、一日中看護婦を呼んでは、浣腸だ、下剤だと大騒ぎを続けます。

そして、歩行がおぼつかないため、トイレに間に合わず失禁したらもうたいへん。

「宮子さんは、ひどい看護婦だよ。何も世話しちゃくれない。患者がうんこまみれでも放っておいておしゃべりばかりだ」

などと、お世話した看護婦の名前を挙げて、部屋でつぶやき戦術。これは看護婦としては本当につらいことです。

〈白衣までうんこまみれにして、お世話したのに……。でも、失禁したっていう事実を認められないで、人のせいにしてしまうのはしかたないんだよね。つらいのは患者さんなんだよね。これは人柄ではなく病気のせいだから、しかたない〉

と心の中でつぶやいてみても、傷ついた気持ちは収まりません。身近にいてお世話する身としては、親身になればなるほど、あたられ、足りないところばかり言われます。年をとって手がかかるようになるほど、こうした場面が増えるかと思うと、気が重くなってしまったというのが本音です。

家族にも経過を知ってほしい

さらに問題だったのは、年をとったことで治療自体が難しくなったことです。躁状態を落ち着けるために強い薬を使うと、ふらつきや、譫妄《せんもう》などの副作用が強く出て、収拾がつかなくなるのです。そのため、薬を微妙に使いながら、躁状態が収まる時期を見るしかなくなってしまいました。

この間も彼は、失禁しては看護婦にあたり、夜中騒ぎ、大暴れする日もありました。躁状態とも痴呆ともつかない状態が続くと、私たちも「実は痴呆なのでは？」と半信半疑になってきます。今までの彼の躁状態とは明らかに症状が違う。たまたま精神科にいるから、精神疾患に見えますが、これが以前私のいた内科病棟にたまたま入れば、〝痴呆のあるお年寄り〟に見えることでしょう。

こうした見方に対しては、医師によっても多少言うことが違います。「あくまでも躁状態であり、回復可能」と見る人もいれば、「年を重ねて、痴呆も混ざってきている」と見る人もいる。結局こればかりは、治ってみないとわからない、というところがあるんですね。

これはもう、看護する側にとっては、出口のわからないトンネルを歩くようなもの。いつまで続くぬかるみぞ、の気持ちになってしまいます。

ただ、今の状況が痴呆であっても、躁状態であっても、若い頃のように薬が使えず、治療に手間取るようになってきたという事実は変わりません。

治療のために寝たきりの状態になったら、そこからの回復にはかなりの時間がかかるでしょうし、譫妄が続いて転んだりしたら元も子もありませんから、以前より長いスパンで躁の波が収まるのを待つしか道はなく、この間手がかかるようにはなるのです。

さらに言えば、こうした経過を繰り返しているうちにも、さらに老化は進んでいきます。今よりもこの患者さんが、手がかからなくなることはないでしょう。

〈そろそろ、家族の人にも、ある種の覚悟はしてもらわないといけないな〉

そう思いつつ、妻と娘の来院を待ちましたが、病院に入れたら、良くなって出てくるまではほとんどノータッチできた家族は、今回もそうそう見舞いにはやってきません。

ようやく妻と会えたのは、入院から一ヵ月ほどたち、山のように持ってきた着がえが尽きてからです。そそくさと帰ろうとする彼女を呼び止めた時見せたばつの悪そうな表情は、看護婦として私が、あまりに見慣れたものでした。

家族のこれまでのつらさは十分察せられるのですが、あからさまに全てを病院に任せようとする態度を見るのは、淋しいものです。

「お忙しいところ申し訳ないのですが、少し状況が変わってきているので、お話しする時期かと思いました。看護婦の私たちの目から見て、今回はいつになく回復に時間がかかっています。それは、お年を召したことで強い治療ができなくなってきたことによるものなんですね。以前と同じ薬を使うと、身体がふらふらになったり、痴呆のような症状が出てしまうのです。今後は、こうした形で、少し長めで、その間お世話することが多い入院になると思います。

お世話は全て看護婦がいたしますが、長期間完全に家族の方と離れてしまうのはお寂しいと思いますので、もう少しご面会に来ていただきたいのです」

しかし、これに対して妻は、とにかく自分の身体の不調を訴え、面会に来れない理由を挙げ続けただけ。

「とにかく、私は、リウマチで梅雨時は特に不調で、歩くのがつらいし、娘も仕事で忙しいので、とても来れません。どんなに長くかかってもこちらはかまいませんから、よろしくお願いします」

こう言われればもうこれ以上は押せません。

「念のためもう一度申し上げますが、ご面会にお越しいただいたとしても、具体的にお世話を手伝ってもらいたいとは思っていません。手がかかるから来ていただきたい、ということではないのです。ただ、以前のように〝病気が良くなるまで入院して、良くなったら帰る〟という単純な入院では、もうなくなっているということです。老化の勢いも増していますから、入院を繰り返しながら衰えたり、痴呆が進んでいくこともありますから。

いざ退院という時に、『こんな状態とは知らなかった』とならないために、ある程度治療の経過を見ていただいた方がいいと思ったのです」

そう言って私はこの日の面談を終えました。

病気は老いの隠れ蓑《みの》にし易《やす》いが……

人間には誰しも、いつか来るとはわかっていても先延ばしにしたいことがいくつもあります。その中で肉親の老いと介護の問題は、きわめてポピュラーで深刻な問題。これは私にとっても他人事でなく、私自身きちんとした準備をしているとはとうてい言えません。

その先延ばしにするための理由にはいろいろなパターンがあります。親が元気だったら、その元気が理由になるだろうし、病気だったら病気だったで、今度はその病気が理由になります。老いが一番こわいのは、そこからの回復がないこと。病気はその点、回復の見込みが持てますから、ある意味で老いの隠れ蓑《みの》にもなってしまうのです。

極端な話、彼の場合、いきなりあの症状が始まったら、誰しもが痴呆の始まった老人として、長期的な見通しを考えようとするはず。しかし彼がたまたま躁うつ病であったために、今回も病院に入れておけば治るという発想に、家族がすがってしまうのです。

結局彼は半年かけてそれなりに回復はしましたが、入院時のレベルよりはかなり下がり、ベースはぼんやり、何かあるとそれに固執して手がかかるという状態は残りました。

予想どおり、家族は引き取りを拒み、かといって長期療養型の病院への転院も決められず、なし崩し的に家に帰った形です。間もなく手を焼いて入院してくるのは確実でしょう。

私たちは、リウマチを抱えた六十代後半の妻に、全ての介護を引き受ける力はないと思えばこそ、患者さんの状態を見る中で、引き取りが可能かどうかもきちんと判断してもらいたかったのです。しかし、妻は彼をあくまでも病気としてみて、良くなったら引き取るのだという考え方にしがみついたのです。

それを私は責めようとは思いません。つらい事実を受け入れるのは、時間がかかることであり、今回すぐに受け入れられなかったのは当然のことです。これまでの経過を考えれば、彼を引き取っただけでも情のある家族だな、と思ったほど。最後にはそれなりに理解し、悲惨な形にはならない気もするのですが――。

あとがき　病むことは人生と向き合うこと

海竜社からの前二作『看護婦が見つめた人間が死ぬということ』正編、続編でのテーマは、患者さんの死についてでした。

今回のテーマは、「病むこと」そのものについて。死か生というその結果にはかかわらず、病気というものへの患者さんの向き合い方を、取り上げてみました。

こうしたテーマの変化には、私自身のものの見方の変化が大きくかかわっています。看護婦として働く期間が長くなるにつれて、私は、人間の一見〝ドラマ的でない部分〟に、ドラマを見いだすようになってきました。

死に至る経過は、ある意味で人生というドラマのクライマックスです。しかしそうしたわかりやすい場面以外にも、人とのかかわりを通して深くものを考えたり、しみじみものを思う場面は、病院に満ちあふれています。今回は、そんな思いから、患者さんとの思い出を素材に文章を綴りました。

また、この本には、身体を病む人、心を病む人、様々な病を得た患者さんが出てきます。その病との向き合い方も人様々で、徹底的に闘う人もいれば、それに折り合って生きる人、ある意味ではそれを利用して生きているように見える人など、いろんな形があります。

そのいずれがいい患者さんで、どれが悪い形だと決める気持ちはまったくありません。患者さんと病気の組合せは、ある意味で親と子のようなものです。組合せを変えて検証してみるということは不可能。縁あった組合せを前提に考えていくしかないのです。

さらに病むという点では、身体を病むことも心を病むことも同じです。心を病むことを特別なことだとは思いません。

精神疾患に対して未だ偏見のある社会ではあります。だからこそ、私は両者を分け隔てなく同列に語ることを選びました。

それが配慮不足ととらえる向きもあるかもしれません。だとしたらそれは私の筆の至らなさだと反省するしかないのですが——。

ただその時、特別なものとして配慮することが、かえって偏見を生むことを危惧《きぐ》した、という経過もご理解いただければ幸いです。

また、ここで取り上げた症例は、患者さんのプライバシーに配慮し、大幅に設定を変えてあります。ただしその際、私が都合良く結論を導き出せるような形での改変は、行わないよう気をつけました。

あとは読んでくださった皆様がどのような印象を抱いていただけるか、不安と楽しみの入り交じった思いで、筆を置くことにします。

今回もお世話になりました海竜社の下村のぶ子社長、編集者の仲田てい子様に深く御礼申し上げます。また、今回この本の表紙を美しく飾ってくださった西村晶子婦長様に、心より感謝いたします。

皆様のご多幸を祈りつつ。

宮子あずさ

一九九九年八月二日

文庫版あとがき

この本は、一九九九年九月に、海竜社から単行本として出されたものです。文中の経験年数や年齢、肩書きなどは、当時のままにしています。

八七年四月に就職した私は、当時、経験十三年目の看護師。年齢は三六歳でした。就職以来九年間勤務した内科病棟を離れて、精神科（当院では神経科と標榜）に異動したのが九六年。九八年には主任看護師に昇格し、いくつかの変化を体験した後に書いたものです。

正直にお話しすると、今回文庫化の話をいただいた時に頭をよぎったのは、今読み返すとあまりにも今の気持ちと違っているのではないか、という不安でした。この本が出てから九年の月日がたっています。そしてこの九年の間には、私自身の身辺に非常に大きな変化がありました。

その変化のひとつは、二〇〇一年十月に看護師長に昇格したこと。担当病棟は精神科のままでしたが、スタッフの一員だった主任時代とは役割が変わり、患者さんのお世話を直接する機会はぐんと減りました。患者さんとの距離感が変わると、見えるものが変わってきます。管理者に対しては、患者さんもスタッフに対してよりも、気を使ってくださいますし。私自身は今までと変わらない見方をするよう努めていたところもあるのですが、これは自分ではわからない部分。以前書いたものを読んで、がらりと変わっていたら恐いなあ、という気持ちもわいたのです。

変化のふたつ目は、〇三年十一月からこの九月まで、緩和ケア病棟を兼務していたこと。緩和ケア病棟とは、いわゆるホスピスで、多くの患者さんを見送りました。ここでは原則的に、「自分はがんであり、すでに治療ができない段階にある」と自覚している患者さんのみを受け入れています。その点が、これまで一般病棟でかかわったがんの患者さんとは異なっており、今改めて内科時代のかかわりを振り返った時に、どんな気持ちになるのか——想像が付かなかったのです。

そして最後、変化の三つ目は、親の死を体験したことです。二〇〇〇年四月十五日に父、〇二年六月十七日に、長年実家に住み込んで私を育ててくれたとくさんが亡くなりました。親の死は、本当に死を身近に感じさせるものだと改めて知りました。いかに多くの死を看とってきても、それはやはり対岸の火事。親が亡くなると、「いつかは自分も死ぬのだなあ」ということを、しみじみ実感するのです。こうした思いで読み返した時、この体験以前の自分は、死について全くずれたことを書いていたのではないか。そんな恐れを抱いたのです。

こうした不安を抱きながら、今回改めて読み返してみると、当時の思いも、今と大きくずれていないことがわかりました。細かいことを言えば、人間の思いや考えは刻一刻変わる点もあります。けれども、大枠はずれていないとわかりほっとした、これが偽らざる思いです。

個人は特定できないように配慮していますが、やはり元となる体験は自分の中にあり、その方たちに失礼がないかを絶えず確認しながら書いていくのが、現職を続けながら書く者の責務であります。この、自己の内面を点検する作業が、一番気力・体力を要するのですが。

今回改めて読み返し、少しエネルギーを蓄えて、こうしたまとまった仕事もしなくてはいけないな、という気持ちもわいてきました。

今回文庫化にあたっては、快諾してくださった海竜社の皆さま、お導きいただきました講談社文庫出版部の奥村実穂さまに心から御礼申し上げます。そして、今も昔も、多くの患者さん、読者の皆さんに支えていただいています。本当にありがとうございます。

皆さまのご多幸を心からお祈りいたします。

二〇〇八年十一月吉日

■本書は、一九九九年八月に海竜社より出版されました。

|著者| 宮子あずさ　1963年東京生まれ。明治大学文学部中退、東京厚生年金看護専門学校卒。'87年より東京厚生年金病院内科病棟、'96年より神経科病棟に勤務。看護師として働きながら、多数のエッセイを執筆。また、大学通信教育のエキスパートで、働きながら短大1校、大学2校、大学院を卒業している。主な著書に『看護婦が見つめた人間が死ぬということ』(講談社文庫)、『気持ちのいい看護』(医学書院)、『宮子あずさのナースな毎日』(実務教育出版)、『大学通信教育は卒業できる!』(メディカ出版) などがある。

看護婦《かんごふ》が見《み》つめた人間《にんげん》が病《や》むということ
宮子《みやこ》あずさ

講談社文庫
定価はカバーに
表示してあります

2008年12月12日第1刷発行

発行者——中沢義彦
発行所——株式会社　講談社
東京都文京区音羽2-12-21　〒112-8001
電話　出版部 (03) 5395-3510
　　　販売部 (03) 5395-5817
　　　業務部 (03) 5395-3615
Printed in Japan

デザイン—菊地信義
本文データ制作—講談社プリプレス管理部
印刷———豊国印刷株式会社
製本———株式会社大進堂

落丁本・乱丁本は購入書店名を明記のうえ、小社業務部あてにお送りください。送料は小社負担にてお取替えします。なお、この本の内容についてのお問い合わせは文庫出版部あてにお願いいたします。

ISBN978-4-06-276229-8

講談社文庫刊行の辞

二十一世紀の到来を目睫に望みながら、われわれはいま、人類史上かつて例を見ない巨大な転換期をむかえようとしている。

世界も、日本も、激動の予兆に対する期待とおののきを内に蔵して、未知の時代に歩み入ろうとしている。このときにあたり、創業の人野間清治の「ナショナル・エデュケイター」への志を現代に甦らせようと意図して、われわれはここに古今の文芸作品はいうまでもなく、ひろく人文・社会・自然の諸科学から東西の名著を網羅する、新しい綜合文庫の発刊を決意した。

激動の転換期はまた断絶の時代である。われわれは戦後二十五年間の出版文化のありかたへの深い反省をこめて、この断絶の時代にあえて人間的な持続を求めようとする。いたずらに浮薄な商業主義のあだ花を追い求めることなく、長期にわたって良書に生命をあたえようとつとめるところにしか、今後の出版文化の真の繁栄はあり得ないと信じるからである。

同時にわれわれはこの綜合文庫の刊行を通じて、人文・社会・自然の諸科学が、結局人間の学にほかならないことを立証しようと願っている。かつて知識とは、「汝自身を知る」ことにつきていた。現代社会の瑣末な情報の氾濫のなかから、力強い知識の源泉を掘り起し、技術文明のただなかに、生きた人間の姿を復活させること。それこそわれわれの切なる希求である。

われわれは権威に盲従せず、俗流に媚びることなく、渾然一体となって日本の「草の根」をかたちづくる若く新しい世代の人々に、心をこめてこの新しい綜合文庫をおくり届けたい。それは知識の泉であるとともに感受性のふるさとであり、もっとも有機的に組織され、社会に開かれた万人のための大学をめざしている。大方の支援と協力を衷心より切望してやまない。

一九七一年七月

野間省一